面向人民健康
提升健康素养

相约健康百科丛书

面向人民健康
提升健康素养

相约健康百科丛书

肿瘤防治系列

成年女性肿瘤防治攻略

主编 王薇 董健

人民卫生出版社
·北京·

本书编委会

主　　编　王　薇　董　健

副主编　姚广裕　田艳涛　高庆蕾

编　　者　（按姓氏笔画排序）

王　薇　同济大学附属妇产科医院
王晓颖　复旦大学附属中山医院
孔祥溢　中国医学科学院肿瘤医院
卢淮武　中山大学孙逸仙纪念医院
田　文　解放军总医院第一医学中心
田艳涛　中国医学科学院肿瘤医院
史庭燕　复旦大学附属中山医院
任　黎　复旦大学附属中山医院
孙学军　西安交通大学第一附属医院
李元媛　四川大学华西医院
李熙雷　复旦大学附属中山医院
张明军　安徽医科大学第二附属医院
陆　雯　同济大学附属妇产科医院
邵文龙　广州医科大学附属第一医院
胡　争　武汉大学中南医院
钟　平　复旦大学附属华山医院
钟慕仪　南方医科大学附属第十医院（东莞市人民医院）
姚广裕　南方医科大学南方医院
高庆蕾　华中科技大学同济医学院附属同济医院
郭剑明　复旦大学附属中山医院
董　健　复旦大学附属中山医院
韩凌斐　同济大学附属第十人民医院
楼文晖　复旦大学附属中山医院
谭黎杰　复旦大学附属中山医院

学术秘书　韩凌斐　同济大学附属第十人民医院

陈竺院士
说健康

相约健康百科丛书

总　序

人民健康是现代化最重要的指标之一，也是人民幸福生活的基础。党的二十大报告明确到 2035 年建成健康中国。社会各界，尤其是全国医疗卫生工作者，要坚持以人民为中心的发展思想，把保障人民健康放在优先发展的战略位置，加快推进健康中国建设，全方位全周期保障人民健康，为实现“两个一百年”奋斗目标、实现中华民族伟大复兴的中国梦打下坚实的健康基础，为共建人类卫生健康共同体作出应有的贡献。

为助力健康中国建设，提升人民健康素养，人民卫生出版社（以下简称“人卫社”）联合相关学（协）会、平台、媒体共同策划，整合各方优势、创新传播途径，打造高质量的纸数融合立体化传播健康知识普及出版物《相约健康百科丛书》（以下简称“丛书”）。丛书通过图书、新媒体、互联网平台等全媒体，努力为人民群众提供全生命周期的健康知识服务。在深入了解丛书的策划方案、组织管理和工作安排后，我欣然接受了邀请，担任丛书专家指导委员会主任委员，主要基于以下考虑。

建设健康中国，人人享有健康。党的十八大以来，以习近平同志为核心的党中央一直高度重视、持续推动健康中国建设。2016 年党中央、国务院印发的《“健康中国 2030”规划纲要》指出，推进健康中国建设，是全面建成小康社会、基本实现社会主义现代化的重要基础，是全面提升中华民族健康素质、实现人民健康与经济社会协调发展的国家战略。健康中国的主题是“共建共享、全民健康”，共建共享是基本路径，全民健康是根本目的。人人参与、人人尽力、人人享有，实现全民健康，需要全社会共同努力。党的二十大对新时代新征程上推进健康中国建设作出新的战略部署，赋予了新的任务使命，提出“把保障人民健康放在优先发展的战略位置，完善人民健康促进政策”。丛书建设抓住了健康中国建设的核心要义。

提升健康素养，需要终身学习。健康素养是人的一种能力：它能够帮助个人获取和理解基本的健康信息和服务，并能运用其作出正确的判断和决定，以维持并促进自己的健康。2008 年 1 月，卫生部发布《中国公民健康素养——基本知识与技能（试行）》，首次以政府文件的形式界定了居民健康素养，我很高兴签发了这份文件。此后，我持续关注该工作的进展和成效。经过多年的不懈努力，我国健康素养促进工作蓬勃发展，居民健康素养水平从 2009 年的 6.48% 上升至 2021 年的 25.4%，人民健康状况和基本医疗卫生服务的公平性、可及性持续改善，主要健康指标居于中高收入国家前列，为以中国式现代化全面推进中华民族伟大复兴奠定了坚实的健康基础。健康素养需要持续地学习和养成，丛书正是致力于此。

健康第一责任人，是我们自己。2019 年 12 月，十三届全国人大常委会第十五次会议通过了《中华人民共和国基本医疗卫生与健康促进法》，该法第六十九条提出“公民是自己健康的第一责任人，树立和践行对自己健康负责的健康管理理念，主动学习健康知识，提高健康素养，加强健康管理。倡导家庭成员相互关爱，形成符合自身和家庭特点的健康生活方式。”从国家法律到健康中国战略，都强调每个人是自己健康的第一责任人。只有人人都具备了良好的健康素养，成为自己健康的第一责任人，健康中国才有了最坚实的基础。丛书始终秉持了这一理念，能够切实帮助读者承担起自己的健康责任。

接受丛书编著邀请后，我多次听取了丛书工作委员会和人卫社的汇报，提出了一些建议，并录制了“院士说健康”视频。我很高兴能以此项工作为依托，为人民健康多做些有意义的工作。丛书工作委员会和人卫社的同仁们一致认为，这件事做好了，对提高国民特别是青少年健康素养意义重大!

2022年11月，在丛书启动会议上，我提出丛书建设要做到心系于民、科学严谨、质量第一、无私奉献四点希望。2023年9月，丛书“健康一生系列”正式出版!丛书建设者们高度负责、团结协作，严谨、创新、务实地推进丛书建设，让我对丛书即将发挥的作用充满了信心，也对健康科普工作有了更多的思考。

一是健康科普工作需把社会责任放在首位。丛书为做好顶层设计，邀请一批院士担任专家指导委员会的成员。院士们的本职工作非常繁忙，但他们仍以极高的热情投入丛书建设中，指导把关、录制视频，担任健康代言人，身体力行地参与健康科普工作。全国广大医务工作者也要积极行动起来，把社会责任放在首位，践行习近平总书记提出的“科技创新、科学普及是实现创新发展的两翼”之工作要求，把健康科学普及放在与医药科技创新同等重要的位置，防治并重，守护人民健康。

二是健康科普工作应始终心系于民。健康科普需要找准人民群众普遍关心的健康问题，有针对性地开展工作，方能事半功倍。丛书每一个系列都将开展健康问题征集活动，“健康一生系列”收集了两万余个来自大众的健康问题，说明人民群众的健康需求是旺盛的，对专家解答是企盼的。丛书组织专家对这些问题进行了认真的整理、分析和解答，并在正式出版前后组织群众试读活动，以不断改进工作，提升质量，满足人民健康需求，这些都是服务于民的重要体现。丛书更是积极尝试应用新技术新方法，为科普传播模式创新赋能，强化场景化应用，努力探索克服健康科普“知易行难”这个最大的难题。

三是健康科普工作须坚持高质量原则。高质量发展是中国式现代化的本质要求之一。健康科普工作事关人民健康，须遵从“人民至上、生命至上”的理念，把质量放在最重要的位置，以人民群众喜闻乐见的方式，传递科学的、权威的、通俗易懂的健康知识，要在健康科普工作中塑造尊重科学、学习科学、践行科学之风，让“伪科学”“健康谣言”“假专家”无处遁形。丛书工作委员会、各编委会坚持了这一原则，将质量要求落实到每一个环节。

四是健康科普工作要注重创新。不同的时代，健康需求发生着变化，健康科普方式也应与时俱进，才能做到精准、有效。丛书建设模式创新也是耳目一新，比如立足不同的应用场景，面向未来健康需求的无限可能，设计了“1+N”的丛书系列开放体系，成熟一个系列就开发一个；充分发挥专业学（协）会和权威专家作用，对每个系列的分册构建进行充分研讨，提出要从健康科普“读者视角”着眼，构建具有中国特色的国民健康知识体系；精心设计各分册内容结构和具有中华民族特色的系列 IP 形象；针对人民接受健康知识的主要渠道从纸媒向互联网转移的特点，设计纸数融合图书与在线健康知识问答库结合，文字、图片、视频、动画等联动的全媒体传播模式，全方位、全媒体、全生命周期服务人民健康等。

五是健康科普工作需要高水平人才队伍。人才是所有事业的第一资源。丛书除自身的出版传播外，着眼于健康中国建设大局，建立编写团队组建、遴选与培养的系列流程，开展了编写过程和团队建设研究，组建来自全国，老、中、青结合的高水平编者团队，且每个分册都通过编写过程的管理努力提升作者的健康科普能力。这项工作非常有意义。希望未来，越来越多的卫生健康工作者能以高度的社会责任感、职业使命感，以无私奉献的精神参与到健康科普工作中，以更多更好的健康科普精品，服务人民健康。

衷心希望，通过驰而不息的建设，丛书能让健康中国、健康素养、健康第一责任人的理念深入人心，并转化为建设健康中国的重要动力，成为国民追求和促进健康的重要支撑。

衷心希望，能以大型健康科普精品丛书为依托，培养一支高水平的健康科普作者队伍，增强文化自信的建设力量，从而更好地为中华民族现代文明贡献健康力量。

衷心希望，读者朋友们积极行动起来，认真汲取《相约健康百科丛书》中的健康知识，把它们运用到自己的生活里，让自己更健康，也为健康中国建设作出每个公民的贡献！

中国红十字会会长
中国科学院院士
丛书专家指导委员会主任委员

2023 年 7 月

相约健康百科丛书

出版说明

健康是幸福生活最重要的指标，健康是 1，其他是后面的 0，没有 1，再多的 0 也没有意义。提升健康素养，是提高全民健康水平最根本、最经济、最有效的措施之一。党的二十大报告要求，加强国家科普能力建设，深化全民阅读活动。习近平总书记指出，科技创新、科学普及是实现创新发展的两翼，要把科学普及放在与科技创新同等重要的位置。在这一重要指示精神的指引下，人民卫生出版社（以下简称“人卫社”）努力探索让科学普及这“一翼”变得与科技创新同样强大，进而助力创新型国家建设。经过深入调研，团结广大医学科学家、健康传播专家、学（协）会、媒体、平台，共同策划出版《相约健康百科丛书》（以下简称“丛书”）。

为了帮助读者更好地了解和使用丛书，特将出版相关情况说明如下。

一、丛书建设目标

丛书努力实现五个建设目标，即：高质量出版健康科普精品，培养优秀的健康科普团队，创新数字赋能传播模式，打造知识共建共享平台，最终提升国民健康素养，服务健康中国行动落实和中华民族现代文明建设。

二、丛书体系构建

1. 丛书各系列分册设计遵从人民至上的理念，突出读者健康需求和视角。各系列的分册设计经过多轮专家论证、读者健康需求调研，形成从读者需求入手进行分册设计的共识，更好地与读者形成共鸣，让读者愿意读、喜欢读，并能转化为自身健康生活方式和行为。

比如，丛书第一个系列“健康一生系列”，既不按医学学科分类，也不按人体系统分类，更不按病种分类，而是围绕每个人在日常生活中会遇到的健康相关问题和挑战分类。这个系列分别针对健康理念养成，到人生面临的生、老、病问题，再到每天一睁眼要面对的食、动、睡问题，最后到更高层次的养、乐、美问题，共设立 10 个分册，分别是《健康每一天》《健康始于孕育》《守护老年健康》《对疾病说不》《饮食的健康密码》《运动的健康密码》《睡眠的健康密码》《中医养生智慧》《快乐的健康密码》和《美丽的健康密码》。

2. 丛书努力构建从健康知识普及到健康行为指导的全生命周期全媒体的健康知识服务体系。依靠权威学（协）会和专家的反复多次研究论证，从读者的健康需求出发，丛书构建了“1+N”系列开放体系，即以“健康一生系列”为“1”；以不同人群、不同场景的不同健康需求或面临的挑战为“N”，成熟一个系列就开发一个系列。“主动健康系列”“应急急救系列”“就医问药系列”“康养康复系列”“肿瘤防治系列”“心理健康系列”“口腔健康系列”“健康体检系列”在“十四五”期间陆续启动和出版。

3. 丛书建设有力贯彻落实“两翼论”精神，推动健康科普高质量创新发展。丛书除自身的出版传播外，还建立编写团队组建、遴选与培养的系列流程，开展了编写过程和团队建设研究，组建来自全国，老、中、青结合的高水平编者团队，并通过编写过程的管理努力提升作者的健康科普能力。丛书建设部分相关内容还努力申报了国家“十四五”主动健康和人口老龄化科技应对重点专项；以“《相约健康百科丛书》策划出版为基础探索全方位、立体化大众科普类图书出版新模式”为题，成功获得人卫研究院创新发展研究项目支持。

三、丛书创新特色

1. 体现科学性、权威性、严谨性。为做好丛书的顶层设计、项目实施和编写出版工作，保障科学性，成立丛书专家指导委员会、工作委员会和各分册编委会。

第十二届、十三届全国人大常委会副委员长，中国红十字会会长陈竺院士担任丛书专家指导委员会主任委员，国家卫生健康委员会副主任李斌、中国计划生育协会常务副会长于学军、中华预防医学会名誉会长王陇德院士、中国健康促进基金会创会理事长白书忠等担任副主任委员，三十余位院士应邀担任委员。专家们积极做好丛书顶层设计、指导把关工作，录制“院士说健康”视频，审阅书稿，甚至承担具体编写工作……他们率先垂范，以极高的社会责任感投入健康科普工作，为全国医务工作者参与健康科普工作树立了榜样。

人民卫生出版社、中国健康促进基金会、中国计划生育协会、中华预防医学会、中国科普研究所、全国科学技术名词审定委员会、健康报社、新华网客户端《新华大健康》等机构负责健康科普工作的领导和专家组成了丛书工作委员会，并成立了丛书工作组，形成每周例会、专题会、组建专班等工作机制，确保丛书建设的严谨性和高质量推进。

各系列各分册编委会均由相关学（协）会、医学院校、研究机构等领域具有卓越影响力的专家组成。专家们面对公众健康需求迫切，但优秀科普作品供给不足、科普内容良莠不齐的局面，均以极大的热忱投入丛书建设与编写工作中，召开编写会、审稿会、定稿会等各类会议，对架构反复研究，对内容精益求精，对表达字斟句酌，为丛书的科学性、权威性和严谨性提供了可靠保证。

2. 彰显时代性、人民性、创新性。习近平总书记在文化传承发展座谈会上发表重要讲话，强调“在新的起点上继续推动文化繁荣、建设文化强国、建设中华民族现代文明，是我们在新时代新的文化使命”。丛书以“同中国具体实际相结合、同中华优秀传统文化相结合”理念为指导，彰显时代性、人民性、创新性。

丛书高度重视调查研究工作，各个系列都会开展面向全社会的问题征集活动，并将征集到的问题融入各个分册。此外，在正式出版前后都专门开展试读工作，以了解读者的真实感受，不断调整、优化工作思路和方法，实现内容“来自人民，根植人民，服务人民”。

在丛书整体设计和 IP 形象设计中，力求用中国元素讲好中国健康科普故事。丛书在全程管理方面始终坚持创新，在书稿撰写阶段，即采用人卫投审稿平台数字化编写方式，从源头实现“纸数融合”。在图书编写过程中，同步建设在线知识问答库。在图书出版后，实现纸媒、电子书、音频、视频同步传播，为不同人群的不同健康需求提供全媒体健康知识服务。

3. 突显全媒性、场景性、互动性。丛书采取纸电同步方式出版，读者可通过数字终端设备，如电脑、手机等进行阅读或“听书”；同时推出配套数字平台服务，读者可通过图书配套数字平台搜索健康知识，平台将通过文字、语音、直播等形式与读者互动。此外，丛书通过对内容的数字化、结构化、标引化，建立与健康场景化语词的映射关系，构建场景化知识图谱，利用人们接触的各类健康数字产品，精准地将健康知识推送至需求者的即时应用现场，努力探索克服健康科普“知易行难”这个最大的难题。

四、丛书的读者对象、内容设计和使用方法

参照《中国公民健康素养66条》锁定的目标人群，丛书读者对象定为接受九年义务教育及具备以上文化水平的人群，采用问答形式编写，重点选择大众日常生活中“应知道”“想知道”“不知道”和“怎么办”的问题。丛书重在解决“怎么办”，突出可操作性，架起大众对“预防为主”和“一般健康问题”从“为什么”到“怎么办”的桥梁，助力从“以治病为中心”向“以健康为中心”转变。

丛书是一套适合普通家庭阅读、查阅和收藏的健康科普书，覆盖日常生活中会遇到的常见健康问题。日常阅读，可以有效提升健康素养；遇到健康问题时查阅对应内容，可以达到答疑解惑、排忧解难的目的。此外，丛书还配有丰富的富媒体资源，扫码观看视频即可接收来自专家针对具体健康问题的进一步讲解。

《庄子·内篇·养生主》提醒我们：“吾生也有涯，而知也无涯，以有涯随无涯，殆已！”如何有效地让无穷的医学知识转化为有限的健康素养，远远不止“授人以渔”这么简单，这需要以大型健康科普精品出版物为依托，培养一支高水平的健康科普作者队伍；需要积极推进相关领域教育、科技、人才三位一体发展，大力弘扬科学精神和科学家精神；还需要社会各界积极融健康入万策，并在此基础上努力建设健康科学文化，增强文化自信的建设力量，从而更好地为中华民族现代文明建设贡献健康力量。

衷心感谢丛书建设者们和读者们的大力支持，让我们共同努力，为健康中国建设和中华民族现代文明建设作出力所能及的贡献。

丛书工作委员会

2023年7月

前　言

当代女性在社会与家庭中承担着越来越重的责任与越来越多元的角色，同时也面临着越来越严峻的健康挑战。随着生活方式的改变、环境因素的叠加以及人口老龄化进程的加速，女性群体中各类肿瘤的发病率持续上升，呈现出高发、多样化和低龄化趋势。肿瘤不仅威胁个体的生命安全，更对女性的生育力、工作状态及生活质量产生深远影响，已成为女性健康管理中的核心问题。在此背景下，加强肿瘤防治知识的普及，提升女性健康素养与风险意识，具有重要而紧迫的现实意义。

《“健康中国 2030”规划纲要》中明确指出，要坚持以预防为主，强化慢性病的筛查、早诊早治和健康管理，全面提升包括妇女在内的重点人群的健康素养。女性作为全生命周期健康服务的重点人群，其肿瘤防治能力的提升不仅关系着个体健康，更关乎家庭和谐、社会发展与国家人口质量。为贯彻落实国家相关战略部署，进一步服务公众健康需求，我们编写了《相约健康百科丛书——成年女性肿瘤防治攻略》一书，旨在为广大成年女性提供一套系统、科学、权威、实用的健康指导读物。本书聚焦女性在肿瘤相关疾病中的常见问题，结合最新循证医学成果与临床实践经验，围绕预防、筛查、诊断、治疗及康复等关键环节，提供全流程知识支持，帮助读者建立科学、规范的健康管理理念与行为模式。

马丁院士
说健康

本书内容架构清晰，分为四章，系统阐述了女性特有肿瘤的防控与生育力保护策略、女性高发肿瘤的标准化诊疗路径、女性其他常见肿瘤的综合应对措施，以及化疗、靶向治疗过程中常见问题与心理支持方案。全书注重科学性与实用性的融合，语言深入浅出、逻辑清晰。同时，书中配以“院士说健康”“健康云课堂”等多媒体科普栏目，由权威专家以视频形式对书中内容进行延展与解读，进一步提升读者的阅读体验与知识吸收效果，增强健康教育的传播广度与实践价值。

在本书编写过程中，我们汇聚了来自众多相关学科的专家力量，广泛融合临床智慧与科普经验，确保内容兼具专业深度与大众可读性。在此，谨向所有参与本书策划、编写的专家学者致以诚挚感谢，同时感谢每一位长期致力于女性健康教育与肿瘤防治事业的医务工作者。

我们期望，本书不仅能够成为广大女性自我健康管理的重要工具，也能引导社会各界持续关注女性健康议题，营造更加友好、科学的健康环境，提供更强、更有力的支持。愿每一位读者都能在阅读本书的过程中获得知识、增强信心，以科学的方式守护自己与家人的健康，迈向更加自信、从容、美好的人生。

王薇　董健

2025 年 6 月

肿瘤防治系列

目录

第一章 女性特有肿瘤及生育力保护

五　食管癌　239

六　膀胱癌与肾癌　256

七　脑、脊髓肿瘤　273

第一章

女性特有肿瘤及生育力保护

宫颈癌

1. 什么是宫颈癌

宫颈癌是发生在宫颈的恶性肿瘤。宫颈是连接子宫体和阴道的管道部分，正常情况下表面覆盖着健康的上皮细胞。高危型人乳头瘤病毒（HPV）感染是宫颈癌发生的主要原因。

关键词

宫颈癌　HPV 感染　恶性肿瘤

专家说

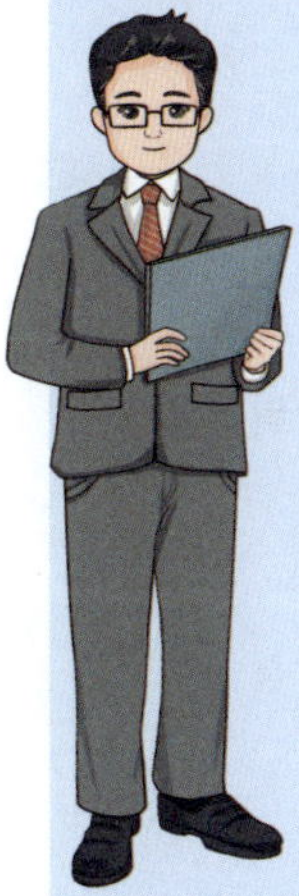

宫颈癌是一种常见的妇科恶性肿瘤。

发病部位　宫颈分为阴道部和宫颈管部，宫颈癌常发生在两部分的交界处，即鳞 - 柱交接部。这个区域细胞活跃，易受 HPV 感染并发生病变。

病理类型　宫颈癌主要包括鳞状细胞癌（约 85%）和腺癌（约 15%）两种类型。不同病理类型的宫颈癌治疗方案存在差异。

发展过程　从正常细胞发展到癌细胞，是一个渐进的过程。HPV 持续感染可能导致上皮内病变，最终发展为浸润性癌。

分期特点　宫颈癌可以分为四期。Ⅰ期，仅限于宫颈部位；Ⅱ期，侵犯到宫颈旁组织，但未达盆壁；Ⅲ期，延伸至盆壁或侵犯阴道下 1/3，可能出现输尿管受压；Ⅳ期，已侵犯膀胱、直肠或出现远处转移。分期的判断对治疗方案的选择和预后评估具有重要意义。

预后因素 影响预后的主要因素包括分期、病理类型、肿瘤大小以及淋巴转移情况等。早发现、规范治疗的患者预后较好。

健康术语

人乳头瘤病毒（HPV） 一种DNA病毒，主要通过性接触传播。目前已发现200多种型别，其中高危型HPV（如16型、18型）与宫颈癌的发生密切相关，是宫颈癌的主要病因。

鳞-柱交接部 是指宫颈上皮细胞中鳞状上皮和柱状上皮的交界处，是宫颈癌好发的解剖部位。这里的细胞更容易发生癌变，因此是宫颈癌筛查时重点关注的区域。

（胡　争）

2. 宫颈癌有哪些早期症状

宫颈癌在早期往往无明显症状，因此定期筛查十分重要。然而，一些早期警示信号可能暗示着宫颈病变的发生。那么，哪些症状需要我们特别警惕呢？

专家说

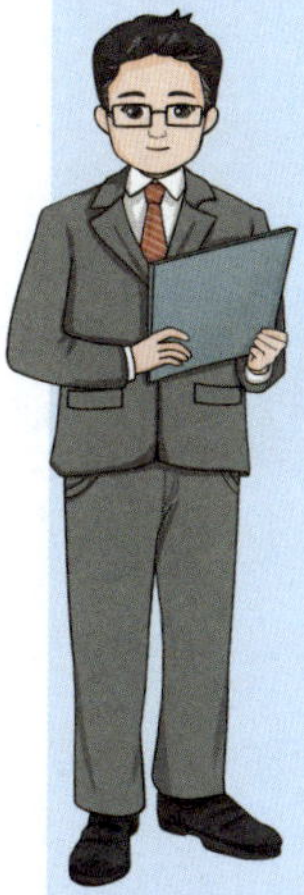

阴道异常出血 是宫颈癌最常见的早期症状，特别是月经间期出血或绝经后出血。另外，性生活后出血（称为接触性出血）也是重要的警示症状。

分泌物异常 阴道分泌物可能增多，或者出现性质改变，典型表现为浆液性或血性分泌物，有时会伴有异味。若持续存在分泌物异常，应当及时就医、检查。

盆腔不适感 部分患者可能感觉到下腹部或盆腔有隐痛、坠胀感。这种不适感往往比较轻微，容易被误认为是普通的妇科炎症或疲劳所致。

其他相关症状 有些患者可能出现性交疼痛，或在排尿、排便时有轻微不适。这些症状虽然不具有特异性，但如果持续存在，仍应引起重视。

重视症状变化 若出现上述症状，应引起警惕，及时去医院就诊，接受治疗。

关键词

阴道异常出血 分泌物异常 盆腔不适感

健康加油站

为什么要重视阴道异常出血

这是因为宫颈癌早期往往发生在宫颈表面，性生活可能导致病变部位轻微损伤而出血。很多患者正是因为发现这一症状后及时就医，才得以在早期确诊。此外，阴道异常出血虽然常见，但任何异常出血都不应被忽视，尤其是绝经后出血，必须进行专业检查以明确出血原因。

（胡　争）

关键词

低级别鳞状上皮内病变　非典型鳞状细胞　癌前病变

3. 什么是**宫颈上皮内病变**

宫颈上皮内病变是宫颈组织的异常改变，是宫颈癌发生前的重要病变阶段。它虽然不是癌症，但如果不及时发现和治疗，有可能进展为宫颈癌。

专家说

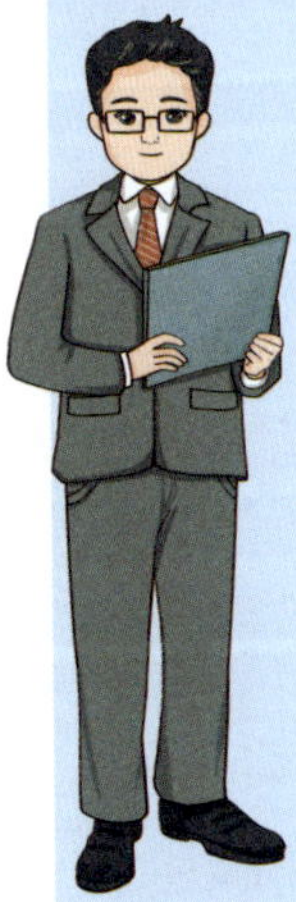

宫颈上皮内病变主要由高危型 HPV 持续感染引起，病毒感染导致细胞 DNA 损伤和基因改变，使细胞增生，失去正常调控。但宫颈上皮内细胞的异常增生仅局限于上皮内，尚未突破基底膜，传统上称之为宫颈上皮内瘤变（CIN）。此时细胞形态已改变，但未具备恶性肿瘤的全部特征。低级别鳞状上皮内病变（LSIL）可能自行消退或继续进展，约 60% 会在两年内自行消退。高级别鳞状上皮内病变（HSIL）则代表病变程度较重，须及时干预。通过宫颈细胞学检查和阴道镜检查可以发现病变。及时发现和处理，才能有效预防宫颈癌的发生。

病变级别划分 基于显微镜下观察到的病变细胞在上皮层中的分布范围以及细胞的病理学特征，可以将宫颈上皮内病变划分为以下几类。

低级别鳞状上皮内病变（LSIL）：对应传统分类中的 CIN Ⅰ，异常细胞局限于上皮基底层的下 1/3，细胞形态改变较轻微，核异常不明显。这一级别的病变大多可以自行消退。

高级别鳞状上皮内病变（HSIL）：对应传统分类中的 CIN Ⅱ和Ⅲ，异常细胞扩展范围更大，可达上皮层的 2/3 或遍及整层，但尚未突破基底膜。细胞呈现明显的异型性，核异常明显，需要及时治疗。

非典型鳞状细胞（ASC）：介于正常和病变之间的细胞改变，可分为无明确诊断意义的不典型鳞状细胞（ASC-US）和不能排除高级别鳞状上皮内病变的不典型鳞状细胞（ASC-H），需要进一步检查以明确诊断。

宫颈上皮内病变与宫颈癌之间的关系 从 HPV 感染到宫颈癌的形成是一个循序渐进的过程，宫颈上皮内病变是这个过程中的重要阶段，代表着细胞已经发生异常，但尚未发展为浸润性癌变。低级别鳞状上皮内病变向宫颈癌发展的风险较低，约为 1%；高级别鳞状上皮内病变如不及时治疗，其进展为宫颈癌的风险可达 12% 以上。从病变发展为浸润癌，通常需要 5~10 年时间，因此及时发现并治疗疾病可以有效阻断其向宫颈癌的演变过程。

健康术语

浸润性癌变 指癌细胞突破基底膜，侵入深层组织的过程。这是区分宫颈上皮内病变和宫颈癌的重要标志，也是判断预后和制订治疗方案的关键依据。

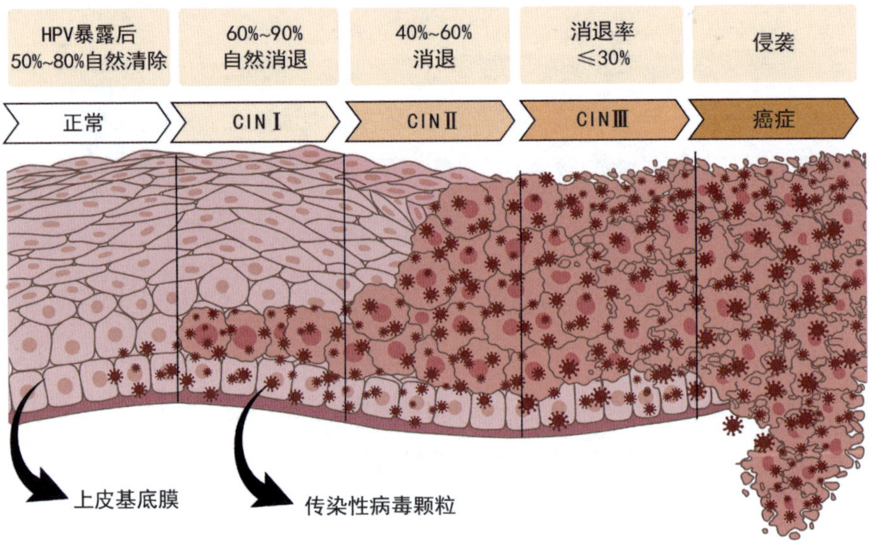

宫颈上皮内病变的发展过程

（胡　争）

4. 宫颈上皮内病变有哪些治疗方法

关键词

冷冻治疗 环形电切除 圆锥切除

针对不同级别的病变，临床上已经形成了一套较为成熟的治疗策略。选择合适的治疗方法不仅要考虑病变程度，还要兼顾患者的年龄、生育需求等个体化因素。那么，目前有哪些主要的治疗方法可供选择呢？

专家说

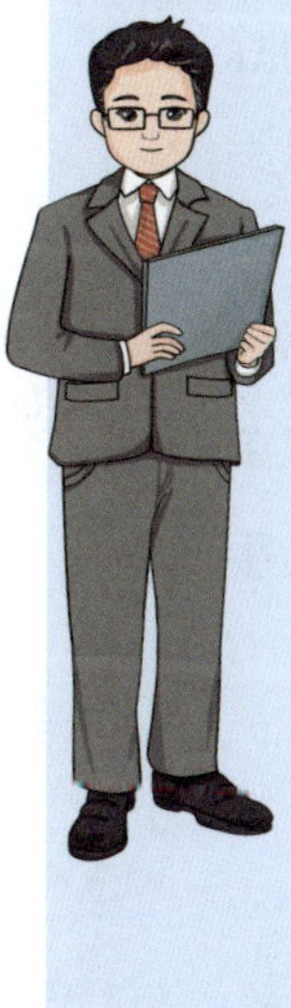

观察随访　对于低级别鳞状上皮内病变，特别是年轻患者，可采取定期观察策略。这类病变有较高的自行消退率，可以每 3~6 个月复查一次，观察病变的变化趋势。

冷冻治疗　通过低温冷冻使病变组织坏死、脱落。这种方法简单、安全，适用于病变范围较小的低级别鳞状上皮内病变或高级别鳞状上皮内病变患者。

激光治疗　利用激光的能量精确地切除病变组织。具有创伤小、准确性高的特点，适用于各级病变的治疗。

环形电切除　是最常用的治疗方法，使用电极丝环形切除病变组织。具有手术时间短、出血少和并发症少等优点，且切除的病变组织可用于病理学检查。

圆锥切除 适用于病变范围较大或怀疑有微小浸润的高级别鳞状上皮内病变。由于这种治疗方式创伤相对较大，可能影响生育功能，因此对于未生育者，需要谨慎权衡手术切除的范围。

健康加油站

在制订治疗方案时，医生会考虑哪些因素

首先，医生会重点考虑患者的病变程度。低级别鳞状上皮内病变可以观察，而高级别鳞状上皮内病变往往需要积极治疗。其次，医生会考虑患者的年龄和生育需求。最后，医生还要考虑患者的病变范围、病变位置等具体情况。

对于未婚女性，医生会尽量避免大范围切除，选择冷冻治疗、激光治疗等微创方案。妊娠期的治疗以母婴安全为首要原则，在妊娠早期可选择局部治疗，对于处在妊娠中、晚期的患者，医生通常会将治疗推迟至产后。对于更年期和老年患者，医生可能采取更积极的治疗策略，但会评估患者的基础疾病和手术耐受性。

无论属于哪类人群，治疗后定期随访都是康复的重要保障。

（胡　争）

5. 哪些女性**更容易**患宫颈癌

宫颈癌的发生与多种危险因素相关。了解这些危险因素，对于识别易感人群和采取针对性预防措施具有重要意义。那么，哪些人需要格外关注自己的宫颈健康呢？

关键词

高危人群　HPV 感染　不良生活习惯

专家说

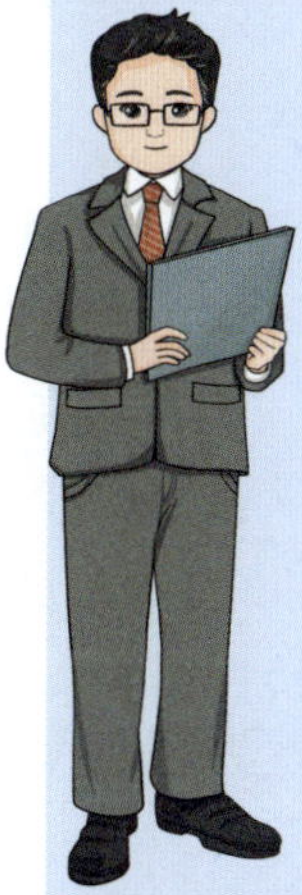

年龄特征　35~45 岁是宫颈癌的好发年龄段。这个年龄段的女性往往处于工作和家庭的双重压力下，可能忽视定期体检，加上 HPV 感染到癌变的累积时间，使其成为高危人群。

生育因素　早婚早育（20 岁前）、多次分娩（3 次以上）的女性患病风险相对较高。这可能与生育过程中的宫颈损伤，以及雌激素水平反复变化有关。

性行为特点　过早开始性生活（16 岁前）、多个性伴侣或配偶有多个性伴侣的女性感染 HPV 的风险增加，从而提高了患病风险。

不良生活习惯　长期吸烟的女性患病风险明显升高。这与吸烟导致的免疫功能下降，以及烟草中的致癌物质有关。

免疫状态　免疫功能低下者（如有 HIV 感染、长期使用免疫抑制剂）更容易发生持续性 HPV 感染，增加患病风险。

肿瘤防治系列

关键词

二价疫苗　四价疫苗　九价疫苗

健康加油站

为什么吸烟与宫颈癌的发生密切相关

研究发现，烟草中的有害物质不仅会通过血液循环到达宫颈局部，还会存在于宫颈分泌物中。这些物质可以直接损伤宫颈上皮细胞的 DNA，同时降低局部免疫功能，使 HPV 感染更容易持续存在。因此，戒烟对预防宫颈癌具有重要意义。

（胡　争）

6. HPV 疫苗可以预防宫颈癌吗

高危型人乳头瘤病毒（HPV）感染是宫颈癌发生的主要原因，尤其是 HPV 16 型和 HPV 18 型。HPV 疫苗通过预防高危型病毒感染，能够显著降低女性罹患宫颈癌的风险。

专家说

HPV 疫苗的分类及作用　目前，市面上有几种不同类型的 HPV 疫苗，包括二价、四价和九价疫苗。

二价疫苗：预防 HPV 16 型和 HPV 18 型感染，这两种类型 HPV 感染是大约 70% 宫颈癌病例的主要致病因素。

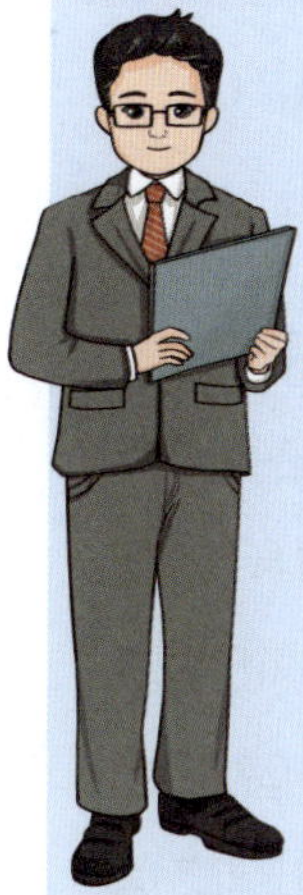

四价疫苗： 除了预防 HPV 16 型和 HPV 18 型感染外，还能预防 HPV 6 型、11 型感染，这两种类型 HPV 感染与生殖器疣的发生密切相关。

九价疫苗： 能够预防 9 种类型的 HPV 感染，包括 HPV 16 型、18 型、6 型、11 型以及其他 5 种与宫颈癌及其他癌症（如阴道癌、外阴癌、肛门癌）相关的类型。

HPV 疫苗的效果 临床试验表明，九价 HPV 疫苗可以预防约 90% 的宫颈癌。此外，二价和四价疫苗也表现出较高的预防效果，尤其是在未感染这些类型 HPV 的女性中。即使疫苗能提供强大的免疫保护，但它对已经存在的 HPV 感染或癌前病变并没有治疗作用。

HPV 疫苗的接种策略 为了最大化 HPV 疫苗的预防效果，推荐在年轻女性中接种，尤其是未开始性生活的女性。世界卫生组织（WHO）建议的 HPV 疫苗的接种年龄为 9~14 岁。

疫苗接种与宫颈癌筛查结合 尽管 HPV 疫苗能够有效预防 HPV 感染，从而大幅度减少宫颈癌的发生，但它不能完全消除所有宫颈癌的风险。因此，接种疫苗后，女性仍然需要定期进行宫颈癌筛查，以便尽早发现潜在的癌前病变或其他类型的 HPV 感染。

健康加油站

所有 HPV 感染都会导致宫颈癌吗

HPV 感染是宫颈癌发生的独立危险因素。HPV 有 200 多种亚型，至少有 12 种高危型与宫颈癌相关，超过 95% 的宫颈癌是由高危型 HPV 持续感染所致，其中约 70% 的宫颈癌是感染 HPV 16 型和 18 型所致，另有约 20% 由感染 HPV 31 型、33 型、45 型、52 型和 58 型导致。并非所有感染 HPV 的患者都会发展成宫颈癌，女性一生中累计感染 HPV 的风险高达 80%，62% 的性活跃女性在初次性行为后 3 年内被检测出 HPV 感染。大多数免疫功能正常的人群，其生殖器感染 HPV 是暂时性的，持续 1~2 年后病毒会被自身免疫系统清除，不会引起后遗症。

（霍楚莹　卢淮武）

7. 宫颈癌有哪些常见的筛查方法

宫颈癌的发病率较高，因此及时筛查是预防和早期发现宫颈癌的有效方法。目前，我国宫颈癌筛查策略主要是在参考其他国家宫颈癌筛查指南的基础上，结合我国具体情况制订的。

专家说

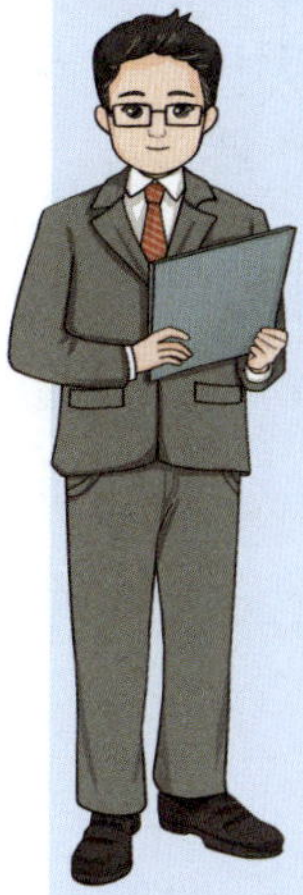

宫颈癌的常见筛查方法主要包括以下几种。

宫颈细胞学检查

巴氏涂片法：这是传统的筛查方法，通过刮取宫颈表面脱落的细胞，进行显微镜观察。该方法存在一定的误诊率，现已较少使用。

液基薄层细胞学检查（TCT）：这是目前较为先进且常用的筛查方法。通过刷取宫颈部位的脱落细胞，放入装有细胞保存液的瓶子中，再进行显微镜观察，判断是否存在异常细胞。与巴氏涂片法相比，该检查准确率更高，能更有效地发现癌前病变和早期宫颈癌。

HPV 检查 HPV 感染是导致宫颈癌的主要原因之一，特别是高危型 HPV 感染。因此，HPV 检查十分重要。检查时使用特制的刷子采集宫颈分泌物样本，检测是否存在特定的 HPV 基因组片段，从而确定人体是否携带 HPV。

阴道镜检查 当宫颈细胞学或 HPV 检查结果为阳性时，医生可能建议进一步行阴道镜检查。阴道镜是一种放大观察宫颈病变部位的技术，能更直观地观察宫颈表面的结构变化，有助于发现微小病变，可同时行相应的染色以明确病灶的具体情况。

宫颈活检 是宫颈癌的最终确诊手段。在阴道镜检查下，对可疑病变部位进行组织学活检，即取出一

关键词

宫颈细胞学检查　阴道镜检查　宫颈活检

小块组织，送病理学分析，通过观察细胞的形态和结构特征以明确是否存在恶变。

影像学检查 在宫颈癌的筛查和诊断中具有一定作用，包括B超、CT、MRI、PET/CT等，可提供关于肿瘤部位、病变、与周围组织脏器的关系、是否存在可疑转移灶等信息，有助于医生制订更加精准的个体化治疗方案。

健康加油站

如何定期筛查宫颈癌

建议25岁以上的女性每年进行一次宫颈癌筛查，若连续2~3次筛查结果正常，可以改为每3年筛查一次。对于有性生活史的女性，更应定期进行宫颈癌筛查，以便及早发现病变并进行治疗。在进行宫颈癌筛查前，应禁止性生活并避免使用阴道内药物，以免影响筛查结果。

（霍楚莹　卢淮武）

8. 宫颈癌有哪些治疗方法

宫颈癌的治疗方法主要取决于肿瘤的分期、患者的整体健康状况及生育愿望等因素。治疗方法通常包括手术、放射治疗（简称“放疗”)、化学治疗(简称“化疗”)、靶向治疗和免疫治疗等,须根据患者的具体情况制订个体化治疗方案。

专家说

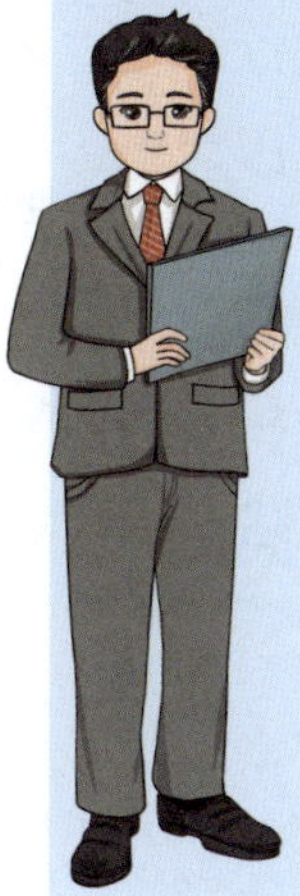

手术治疗 手术是早期宫颈癌(特别是Ⅰ期)患者的首选治疗方法。常用的手术治疗方案如下。

根治性子宫全切术:适用于局限在宫颈和宫体的早期宫颈癌(Ⅰ期)。该手术包括切除子宫、宫颈及部分阴道和周围组织。

宫颈锥切术:适用于有生育愿望的早期宫颈癌患者,通常用于ⅠA1期宫颈癌患者。手术通过切除宫颈一部分肿瘤组织来达到治疗目的,但保留患者的子宫及生育能力。对于Ⅰ期宫颈癌患者来说,如果肿瘤仅限于宫颈,并没有淋巴转移,通常手术治疗即可达到治愈。

放疗 在宫颈癌的治疗中具有重要作用,尤其是在无法手术、手术后或晚期宫颈癌中。放疗主要用于以下情况。

术后辅助放疗:对于有复发高风险的Ⅰ期或Ⅱ期宫颈癌患者,术后放疗有助于减少复发风险。常见的适应证包括淋巴转移、肿瘤边缘阳性或肿瘤体积大。

原发性放疗:对于局部晚期宫颈癌(如Ⅱ期或Ⅲ期),放疗通常是主要治疗手段,结合化疗(同步放化疗)可提高疗效。

关键词

根治性子宫全切术 宫颈锥切术

盆腔外放疗：当肿瘤扩展至盆腔外或存在转移时，可能需要进行盆腔外放疗。

化疗 在宫颈癌的治疗中常与放疗联合使用，特别是对于局部晚期或转移性宫颈癌患者。化疗适用于以下情况。

同步放化疗：对于Ⅱ期或Ⅲ期宫颈癌患者，化疗与放疗联合使用，通常选择顺铂为标准药物。顺铂与放疗联合使用可以显著提高局部控制率和总体生存率。

辅助化疗：在术后高危患者中，如果存在微小淋巴转移、局部晚期肿瘤或癌细胞浸润，术后辅助化疗可以减少复发风险。

对于晚期或转移性宫颈癌患者，化疗通常作为主要治疗方法。常见化疗药物包括顺铂、吉西他滨、紫杉醇等。

靶向治疗与免疫治疗 近年来，靶向治疗和免疫治疗在宫颈癌的治疗中取得了进展，尤其是对于晚期和复发性宫颈癌患者。以下是靶向治疗和免疫治疗的主要应用。

免疫检查点抑制剂：对于复发性或转移性宫颈癌患者，免疫治疗已被批准作为治疗方案。尤其是对 HPV 相关宫颈癌，可以选择 PD-1 抑制剂（如纳武利尤单抗、帕博利尤单抗）治疗。

靶向治疗：虽然靶向治疗在宫颈癌中应用较少，但对于某些特定分子标志物阳性的患者，靶向治疗可能具有一定治疗潜力。

宫颈癌治疗的最新进展

近年来，免疫治疗和靶向治疗在宫颈癌治疗中取得了显著进展，为患者提供了新的治疗选择。

免疫治疗

艾托组合研究：这是第二个获国家药品监督管理局（NMPA）批准用于Ⅱ期后线治疗的PD-1/CTLA-4药物，卡度尼利单抗（PD-1/CTLA-4双特异性抗体）联合化疗 ± 贝伐珠单抗作为一线治疗，显示了较高的客观缓解率和疾病控制率，以及可控的安全性。

法米替尼 + 卡瑞利珠单抗联合治疗研究：这种方法为晚期宫颈癌患者提供了新的治疗选择。研究显示，该联合方案在总生存期（OS）、无进展生存期（PFS）和客观缓解率（ORR）方面表现出色。

靶向治疗

抗体偶联药物（ADC）：维替索妥单抗（TV）和德曲妥珠单抗（T-DXd）被NCCN指南推荐用于≥二线治疗。innovaTV 301研究表明，TV二线或后线治疗相比化疗显著改善了患者的无进展生存期和总生存期。

国产HER2 ADC药物RC48：在联合治疗晚期实体瘤的Ⅱ期研究中显示了积极的抗肿瘤活性，其中6

例妇科肿瘤患者的客观缓解率为 66.7%。

综上所述，宫颈癌的治疗已经从单一的治疗模式转变为多种治疗手段的综合应用，特别是免疫治疗和靶向治疗的进展为宫颈癌患者带来了新希望。随着研究的不断深入，未来可能会有更多的新疗法和新药物被研发出来，进一步改善宫颈癌患者的治疗效果。

（霍楚莹　卢淮武）

9. 为什么**宫颈癌**患者治疗后需要定期**复查和随访**

宫颈癌患者治疗后需要定期复查和随访，以监测复发和转移。通常，治疗后的前 3 年，每 6 个月复查一次，检查内容包括阴道镜、细胞学检查、HPV 检测和影像学检查。3~5 年后，若无异常，可延长至每年复查一次。高风险患者（如有免疫抑制或有家庭史者）需要缩短随访的间隔时间。对于全子宫切除后的患者，若术前无 CIN2 以上病史，可停止筛查。妊娠期患者可进行适当复查。

专家说

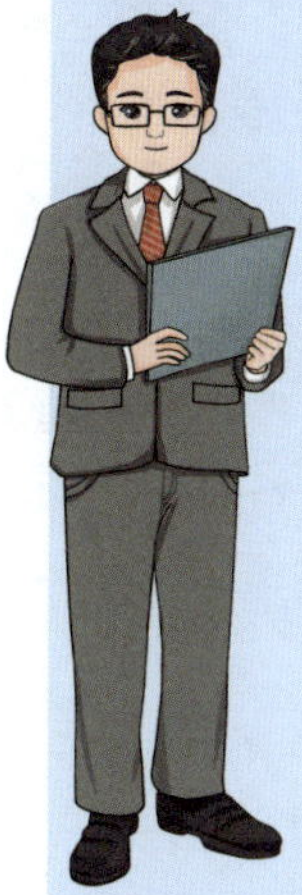

监测复发或转移　宫颈癌治疗后的患者，尤其是那些经过手术、放疗或化疗的患者，可能出现癌症的复发或转移。定期复查可以及时发现这些问题，便于尽早干预。

评估治疗效果　通过定期随访，医生可以评估初始治疗效果，并判断是否需要调整治疗方案。例如，术后或放疗后的病理检查和影像学检查，可以帮助医生了解癌症是否已经完全去除，或是否存在微小的残留病变。

管理并发症　宫颈癌的治疗可能引起一系列不良反应或并发症，如放疗引起的生殖器官损伤、免疫系统抑制等。定期复查可以帮助医生发现并管理这些问题，提高患者的生活质量。

早期发现宫颈癌癌前病变或新发疾病　一些宫颈癌患者可能经历新的宫颈病变（如宫颈上皮内病变）。这些病变可能在癌症发生之前就有迹象，早期发现并治疗可以防止癌症复发或发展成更加严重的疾病。

心理支持与安抚　对于癌症幸存者，定期随访是一种心理上的安慰和支持，可以帮助他们保持积极的心态，增强康复的信心。

关键词

复发　转移　并发症

健康加油站

宫颈癌患者复查时应该关注哪些指标

妇科检查和体征观察 医生会对患者进行妇科检查，观察其是否有局部复发迹象，如阴道残端是否有可疑病变。

肿瘤标志物 其中鳞状细胞癌抗原（SCC）尤为重要。SCC 是宫颈鳞癌的重要监测指标，治疗后如果持续升高，可能提示有肿瘤复发或残留，医生通常会结合多次检测结果观察该指标的变化趋势。

影像学检查 ① B 超，快速评估盆腔或腹部有无肿块；② MRI 或 CT，可详细观察局部复发、淋巴结肿大或远处转移情况；③ PET/CT，灵敏度高，可用于发现微小转移灶（视病情需要）。

HPV 检测 患者在随访中还会检测高危型 HPV，持续阳性则提示复发风险较高。

（霍楚莹　卢淮武）

二

卵巢癌

10. 出现哪些症状应警惕卵巢癌

关键词

腹胀 腹痛 腹部包块

卵巢是女性重要的生殖内分泌器官，负责排卵和分泌性激素。卵巢癌由于起病隐匿、症状不典型，往往容易与一些良性疾病混淆。

专家说

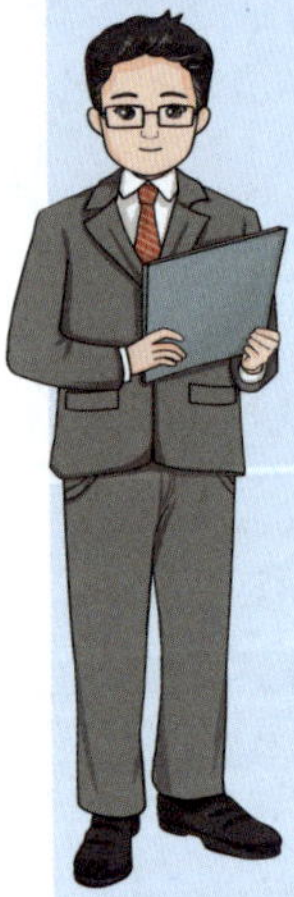

一旦身体出现以下症状，需要警惕卵巢癌的可能性。

腹部症状

腹胀、腹痛：早期卵巢癌患者常出现腹胀、腹痛等症状，若上述症状持续存在或进行性加重，应提高警惕。

腹部包块：如果腹部摸到包块，活动度差，伴有疼痛，短期内快速长大，同样应提高警惕。

消化道症状

食欲下降、消化不良：随着肿瘤增长、压迫消化道，可能影响患者的食欲，同时影响食物的正常吸收，引发恶心、呕吐。

排便习惯改变：卵巢癌患者盆腹腔包块压迫肠管或侵犯肠管可引起便秘、腹泻、便秘和腹泻交替出现等症状，甚至大便带血，有些患者还会出现尿频、尿急的情况。

全身症状

不明原因体重下降：体重进行性下降或体重在短期内下降 5% 以上，都要引起重视。25% 的不明原因体重下降与癌症相关，且多发生在癌症晚期。

发热：部分卵巢癌患者会出现发热，可能由感染、肿瘤坏死等原因导致。

特殊症状

功能性卵巢癌可以分泌性激素作用于子宫内膜，引起阴道异常出血（如非经期出血、经期出血量增多、绝经后出血）以及月经周期改变。

健康加油站

卵巢癌主要分为上皮性卵巢癌、卵巢生殖细胞瘤以及卵巢性索间质肿瘤三大类。上皮性卵巢癌约占卵巢恶性肿瘤的 90%，其中最常见的是高级别浆液性癌。卵巢生殖细胞瘤好发于儿童及青少年，青春期前卵巢生殖细胞瘤的发生率高达 60%~90%，绝经期后仅为 6%。

（高庆蕾）

11. 哪些女性更容易患卵巢癌

关键词：遗传因素 年龄 生活习惯

卵巢癌是妇科肿瘤中最为棘手的一种，因其恶性程度高、诊断难度大，被称为“沉默的杀手”。卵巢癌的预后不佳，严重威胁女性健康。那么，哪些女性更容易患卵巢癌呢？

专家说

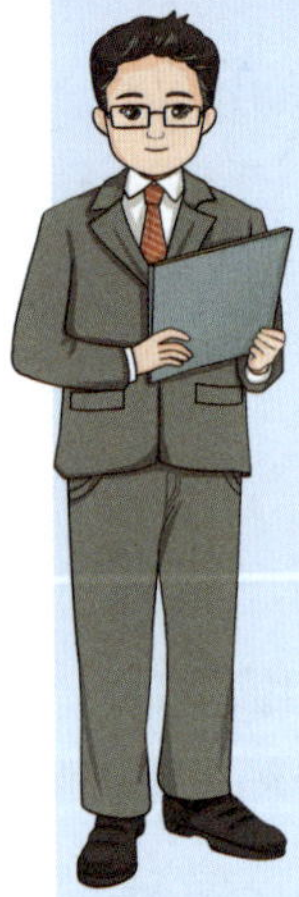

卵巢癌的发生与多种因素相关，以下是一些卵巢癌的高危因素。

遗传因素 卵巢癌具有一定的遗传性和家族聚集特征。携带相关基因的女性，如 *BRCA1/2*、*RAD51C*、*PALB2*、*MLH1*、*MSH2*，更容易患卵巢癌。*BRCA1* 和 *BRCA2* 胚系突变携带者在一生中发生卵巢癌的累积风险分别达 54% 和 23%。此外，有林奇综合征等家族史的女性也是卵巢癌的高危人群。

年龄和月经、孕产史 老年女性的卵巢癌发病风险增加。月经初潮早或绝经晚的女性，排卵持续时间更长，卵巢上皮受损的风险增加。怀孕和哺乳期女性卵巢得到休息和修复，而未生育过的女性卵巢持续排卵，DNA 受损风险增加。

生活习惯 饮食及营养素摄入与女性肿瘤的发生密切有关，如脂肪摄入过多使卵巢癌的发病风险提升 50%。肥胖、高脂饮食、缺乏运动的女性，其不良生活习惯可能影响体内激素平衡，增加患病风险。

药物 辅助生殖技术，如体外受精 - 胚胎移植（IVF-ET）过程中使用激素促排卵治疗可能对卵巢造成一定损伤。

了解这些危险因素有助于提高女性对卵巢癌的警觉性，并采取相应的预防措施。对于高危人群，建议定期进行妇科检查和遗传咨询，以便早期发现和治疗卵巢癌。

健康术语

***BRCA* 基因** 乳腺癌易感基因（breast cancer susceptibility gene，*BRCA*），包括 *BRCA1* 和 *BRCA2* 两种类型，主要参与 DNA 损伤修复。*BRCA* 基因突变与卵巢癌和乳腺癌的发病风险增加有关，同时也是靶向药物 PARP 抑制剂的重要适应证。

健康云课堂

卵巢癌筛查与早期诊断要点

（高庆蕾）

12. 卵巢癌会**遗传**吗

关键词 肿瘤家族史 基因突变 基因检测

许多女性在得知自己患有卵巢癌后，常担忧是否会将疾病遗传给下一代。那么卵巢癌是否有遗传性，应当如何应对这种遗传风险呢？

专家说

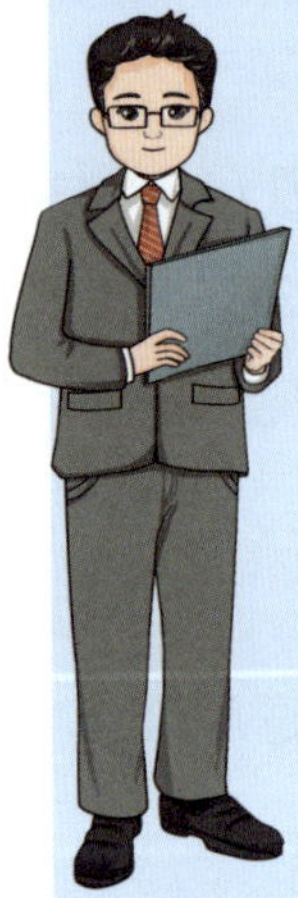

卵巢癌分为散发性和遗传性两大类，其中遗传性卵巢癌占所有卵巢癌的15%~20%。*BRCA* 基因突变是引起遗传性乳腺癌和卵巢癌综合征的主要遗传因素。

普通女性一生中患卵巢癌的概率大约是1.4%。然而，*BRCA* 基因突变的女性终生患卵巢癌的风险提高至15%~65%。*BRCA* 基因突变的遗传概率是50%，这意味着如果父母有一方携带此突变基因，则他们的孩子有一半的概率继承这一突变。另外，林奇综合征相关基因（如 *MLH1*、*MSH2*、*MSH6*、*PMS2*）突变以及其他多种基因的胚系突变（如 *ATM*、*BRIP1*、*NBN*、*PALB2*、*STK11*、*RAD51C*、*RAD51D*）也与卵巢癌风险增加有关。因此，若家族中存在携带这些基因突变的女性，则其家族成员需要采取特定措施来预防和及早发现卵巢癌以及其他恶性肿瘤。

遗传咨询和基因检测的重要性 对于有恶性肿瘤家族史的女性，建议进行遗传咨询和基因检测。这样做不仅可以帮助医生评估其携带特定突变基因的风险，还能提供相应的预防和筛查建议。

预防性手术 对于有高危因素（携带 *BRCA* 基因突变、具有乳腺癌或卵巢癌家族史）的女性，预防性卵巢 - 输卵管切除术可以显著降低卵巢癌的发病风险，且可以降低总死亡率。对于选择推迟或拒绝预防性手术的高危女性，建议用更加密集的糖类抗原（CA125）检测和经阴道超声检查进行监测。

健康加油站

卵巢癌，特别是卵巢高级别浆液性癌，可能源自输卵管。因此建议卵巢癌高风险女性在生育后考虑输卵管切除手术，以降低卵巢癌的发病率。对于没有生育需求的女性，在盆腔良性手术时也可以考虑预防性切除输卵管，以降低未来发生卵巢癌的风险。

（高庆蕾）

13. 为什么卵巢癌经常“发现就是晚期”

70% 的卵巢癌患者一经发现即为晚期，错失治疗时机。为什么卵巢癌难以被早期发现？

关键词

早期症状 肿瘤标志物 妇科检查

专家说

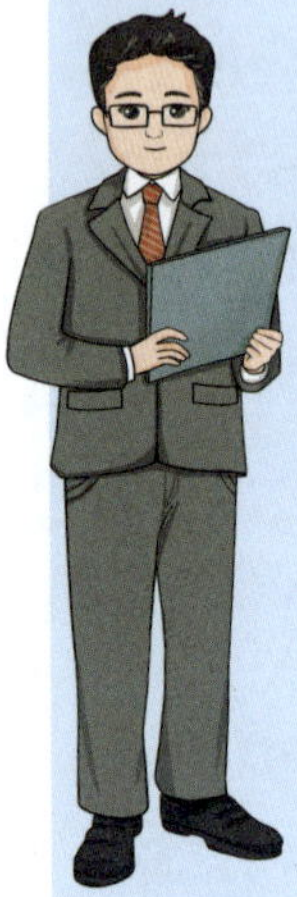

卵巢癌早期诊断困难的主要原因如下。

卵巢位置隐蔽 卵巢位于盆腔深部，周围器官较少，体积也较小，不像宫颈、子宫内膜等可以通过检查及时发现。常规妇科检查很难直接触及卵巢，即使在体检中发现异常，也难以通过触摸判断卵巢的具体情况。这导致多数患者在出现明显症状时，肿瘤已扩散至周围组织或远处器官。

早期症状不特异 卵巢癌早期常见的腹部不适、腹胀和腹痛等症状缺乏特异性，与其他疾病很相似。很多女性直到肿瘤增大到一定程度、出现明显症状，才去就医，导致病情延误。

缺乏有效的筛查方法 肿瘤标志物（如 CA125）检测和经阴道超声检查等手段在早期卵巢癌的诊断中敏感性、特异性都不高。例如，CA125 在早期卵巢癌中的升高率只有 47%，而在晚期则高达 80%~90%。另外，两项前瞻性临床研究证实筛查并不能降低卵巢癌患者的死亡率，因此不推荐在人群中开展常规筛查。

基于上述原因，卵巢癌在发现时大多数已经发展到晚期，这增加了治疗的难度和复杂性。因此，了解卵巢癌的早期症状和风险因素，定期进行妇科检查，对于提高早期发现率和治疗效果至关重要。

健康加油站

卵巢癌目前缺乏有效的筛查手段，也不支持对一般人群进行常规卵巢癌筛查。对于高危人群，如*BRCA*基因突变携带者、有家族史者，采用经阴道超声检查联合肿瘤标志物（如CA125）检测进行监测的价值仍有待验证。

（高庆蕾）

14. CA125升高一定是卵巢癌吗

糖类抗原125（CA125）是女性体检中最常见的肿瘤标志物，临床发现CA125升高往往会导致患者陷入担忧与恐慌。那么，CA125升高是否意味着患上了卵巢癌?

专家说

首先，这个问题的答案是否定的——CA125升高并不一定是患上了卵巢癌。

CA125是一种广泛分布于人体腹膜、胸膜和生殖道上皮细胞中的糖蛋白。在正常情况下，血液中CA125水平很低，一般不超过35U/mL。在发生卵巢

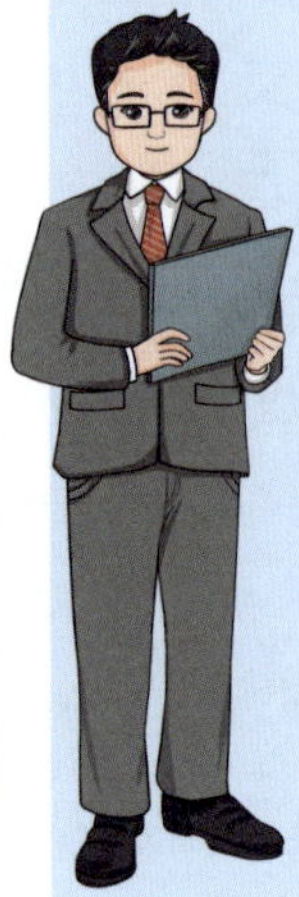

癌，尤其是上皮性卵巢癌时，CA125 水平可能升高。但是，并不是所有卵巢癌患者 CA125 都会升高。在生殖细胞肿瘤、卵巢性索间质肿瘤中，CA125 升高比例较低。早期卵巢癌患者发生 CA125 升高的比例也相对较低，大约 50% 早期卵巢癌患者的 CA125 可能处于正常水平。

在一些其他疾病中，甚至正常的生理状态下也可能出现 CA125 升高的情况。

良性疾病 ①妇科疾病，如子宫内膜异位症、盆腔炎、卵巢囊肿；②消化系统疾病，如肝硬化、慢性活动性肝炎、胰腺炎；③其他疾病，如急性心力衰竭、胸 / 腹水。

生理状态 ①女性生理期，在月经期 CA125 水平可能轻度升高；②妊娠期，尤其在妊娠早期，CA125 水平可能升高。

其他恶性肿瘤 ①消化系统肿瘤，如胰腺癌、胃癌、肝癌；②呼吸系统肿瘤，如肺癌。

因此，我们需要正确地看待 CA125 升高这一情况，不仅要注意动态监测，还要注意与临床症状以及进一步的影像学检查相结合。科学的态度和专业的指导才能帮助我们准确判断健康状况，避免不必要的恐慌。

健康加油站

在临床中，CA125除了用于卵巢癌的辅助诊断，还被广泛用于卵巢癌患者的疗效监测和复发风险评估。CA125水平下降，提示治疗有效；CA125水平升高，提示病情可能复发。这表明，CA125是一个动态变化的指标，其变化趋势对于卵巢癌的管理具有重要意义。

（高庆蕾）

15. 为什么卵巢癌患者要做**基因检测**

基因检测在卵巢癌的早期发现、个体化治疗和家族风险评估中发挥着至关重要的作用。那么，卵巢癌患者为什么需要进行基因检测，又应该如何实施这一检测呢？

专家说

卵巢癌患者基因检测的目的主要包括以下三方面。

遗传易感性评估　某些基因突变（如*BRCA1*和*BRCA2*）与卵巢癌的发生密切相关。进行基因检测可以帮助识别存在这些遗传易感性的患者。如果检测结

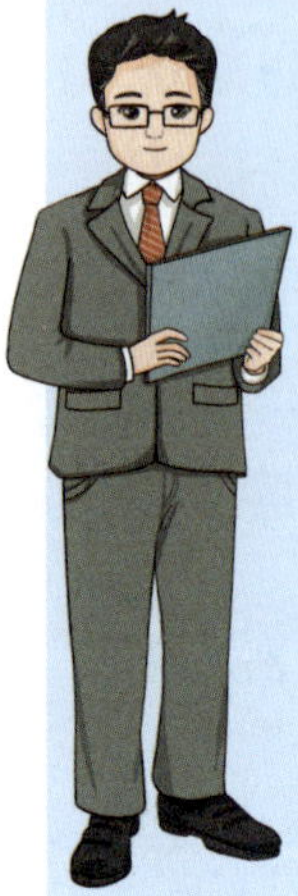

果为阳性，则意味着患者及其家族成员有更高罹患卵巢癌的风险，需要采取更为积极的监测和预防措施。

制订个体化治疗策略 基因检测不仅可以帮助识别患病风险，还可以为卵巢癌患者提供精准治疗方案。例如，肿瘤 *BRCA* 或同源重组相关基因突变，可能代表着患者对 PARP 抑制剂等药物敏感。通过基因检测，医生可以为患者制订最合适的治疗方案，提高治疗效果。

家族成员的风险评估 卵巢癌具有一定的家族聚集性。通过对患者进行基因检测，能够为患者的家族成员提供风险评估，帮助他们决定是否进行肿瘤的针对性筛查或采取其他预防措施。

健康加油站

应当如何进行基因检测

第一步，应咨询妇科医生或肿瘤科医生，根据自身病史、症状及家族史，评估是否需要进行基因检测。第二步，了解检测类型和流程。主要包括通过血液或肿瘤样本进行的基因快速检测（如 *BRCA* 基因检测）和全基因组测序，后者可以映射整个基因组的结构，虽然费用较高，但是可以发现更多潜在的遗传风险。第三步，确认基因检测结果后，患者应与直系亲属沟通。这不仅能帮助患者家人关注自身健康，也能增强对子女和亲属的保护。

（高庆蕾）

16. 得了**卵巢癌**应该怎么办

由于大多数卵巢癌患者在确诊时已是晚期，因此常感到恐惧、迷茫，不知道如何应对。事实上，科学、规范的治疗和积极的心理调整是战胜疾病的关键。

关键词

手术　化疗　靶向治疗　心理支持

专家说

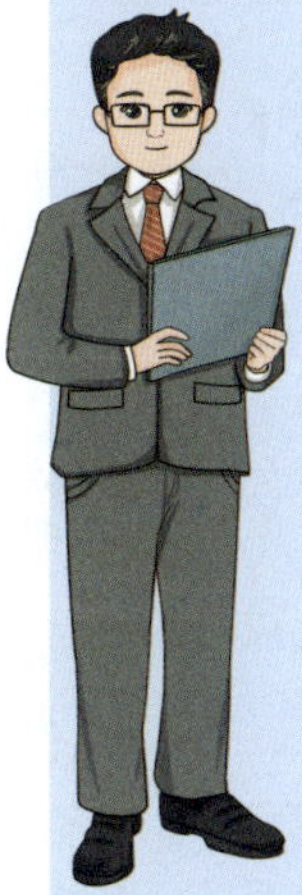

及时就医，制订个体化治疗方案　卵巢癌的治疗以综合治疗为主，包括手术、化疗和靶向治疗。患者确诊后，应尽快前往具备专科资质的医疗机构接受治疗。在治疗前，医生会根据患者的疾病分期、身体状况和肿瘤的病理类型等进行详细评估，并制订个体化治疗方案。

理解疾病，主动配合治疗　了解疾病的特性有助于患者更好地配合治疗。同时，患者应与医生保持良好的沟通，了解可能出现的治疗效果和风险。如果治疗过程中出现不适，应及时反馈，医生会根据患者情况调整治疗方案。

重视心理健康和心理支持　卵巢癌的确诊对患者的心理打击很大，容易导致焦虑、抑郁等负面情绪。因此，患者及家属应重视心理调节，必要时寻求心理医生的帮助。此外，加入病友互助组织，与同样患病的群体分享经验和感受，也能有效缓解孤独和无助感。

合理饮食，增强体质 患者在治疗期间应注重饮食调理，以增强体质，减少治疗带来的不良反应。推荐选择高蛋白、低脂肪、易消化的食物，如鱼肉、鸡肉、豆制品和新鲜的蔬菜、水果。

定期复查，积极预防复发 完成初次治疗后，患者应严格遵医嘱，定期复查，包括影像学检查和肿瘤标志物检测。

（高庆蕾）

17. 卵巢癌治疗后会**复发**吗

卵巢癌是女性常见的恶性肿瘤之一，其治疗后复发率较高，特别是在晚期患者中。复发取决于多种因素，包括肿瘤的分期、病理类型和治疗方案。患者应该如何监测病情，预防卵巢癌复发？

专家说

复发风险 卵巢癌复发风险与疾病特性（如分期）密切相关，晚期（Ⅲ期和Ⅳ期）患者5年内复发率超过70%。复发类型包括局部复发（盆腔或腹腔内）和远处转移（如肝、肺）。

监测复发的方式 定期复查是发现复发的关键。复查包括影像学检查（如CT、MRI）以评估病灶情

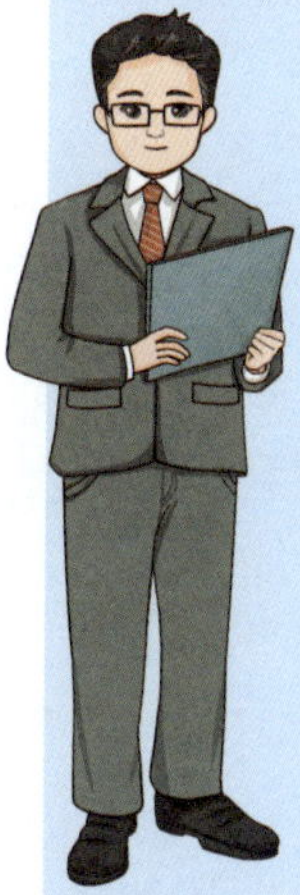

况，肿瘤标志物检测（如 CA125）以监控指标变化，体格检查以关注症状表现（如腹胀、食欲下降）。治疗后前 2 年建议每 3 个月复查一次，3~5 年内每 6 个月复查一次，之后每年一次。

预防复发的关键 患者可通过规范治疗和健康的生活方式降低复发风险。治疗中应严格遵医嘱完成手术、化疗和辅助治疗。生活方式方面，戒烟、限酒、规律作息和适量运动能够增强免疫力；饮食上推荐选择富含膳食纤维和抗氧化剂的食物，避免高脂、高糖饮食，控制体重。心理调节同样重要，乐观的心态有助于提高生活质量，必要时可以寻求心理支持。

关键词

复发风险 定期复查

健康加油站

随着诊疗技术的进步，靶向治疗成为卵巢癌患者复发后的新希望，其中比较常用的是 PARP 抑制剂（如奥拉帕利、尼拉帕利）和抗血管生成药（如贝伐珠单抗）。PARP 抑制剂能通过抑制肿瘤细胞 DNA 损伤修复来控制肿瘤生长，适用于 *BRCA1/2* 基因突变或同源重组修复缺陷（HRD）的患者。抗血管生成药能够抑制肿瘤血管生成，阻断肿瘤生长所需的养分供应。

（高庆蕾）

18. 如何预防卵巢癌

关键词

体检 避孕药 输卵管切除

由于卵巢癌早期症状不明显，常被称为“沉默的杀手”。尽管卵巢癌的确切病因尚不完全明确，但通过一些生活方式的调整和医学措施，我们可以有效降低患病风险。

专家说

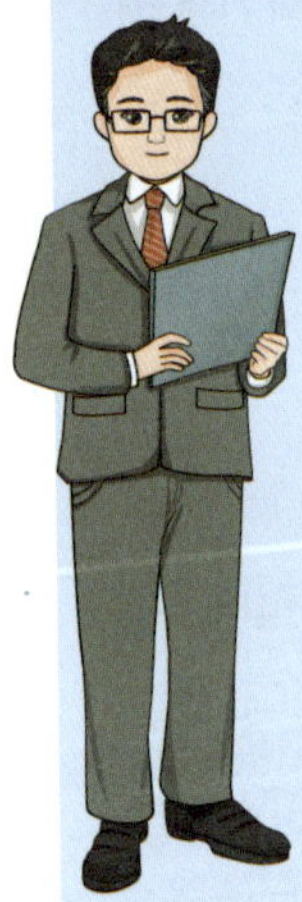

健康的生活方式 摄入足够的水果、蔬菜和全谷类食品，减少高脂和高糖食物的摄入，保持规律的体育锻炼，有助于控制体重，降低肿瘤风险。

体检 定期进行妇科检查，有助于及早发现异常情况，及时干预。对于有家族史或遗传倾向的高危女性，建议定期进行卵巢癌筛查，包括血清 CA125 检测及经阴道超声检查。

避免长期使用避孕药 长期使用口服避孕药可能增加患卵巢癌的风险，建议女性在使用避孕药之前咨询医生，并根据个人情况选择合适的避孕方法。

控制体重 肥胖是卵巢癌的危险因素之一，保持健康的体重可以降低患卵巢癌的风险。

其他预防措施 近年来的观点认为，相当一部分卵巢癌来自输卵管，在由于医学原因接受子宫切除的同时，如果切除输卵管，可能降低卵巢癌的发病率。*BRCA1/2* 胚系突变携带者在生育后可以接受降低患病风险的卵巢 - 输卵管切除术。

健康加油站

卵巢 - 输卵管切除术

推荐 *BRCA1/2* 胚系突变携带者在生育后接受降低患病风险的卵巢 - 输卵管切除术。参考国外资料和指南，对于 *BRCA1* 胚系突变携带者，推荐接受该手术的年龄在 35~40 岁。鉴于 *BRCA2* 胚系突变携带者卵巢癌发病年龄较 *BRCA1* 胚系突变携带者晚 8~10 年，*BRCA2* 胚系突变携带者接受该手术的年龄可推迟至 40~45 岁。

（高庆蕾）

三

子宫内膜癌

19. 可以早期发现子宫内膜癌吗

关键词

经阴道超声检查　子宫内膜活检　肿瘤标志物

子宫内膜癌是一种发生在子宫内膜的恶性肿瘤，其发病率在发达国家的妇科肿瘤中排名第一，在我国排名第二。早期发现和治疗对子宫内膜癌的预后至关重要。数据显示，早期子宫内膜癌患者的 5 年生存率可达 80%~90%，而晚期患者的 5 年生存率则大幅下降至 30%~40%。那么，如何在早期发现子宫内膜癌呢？

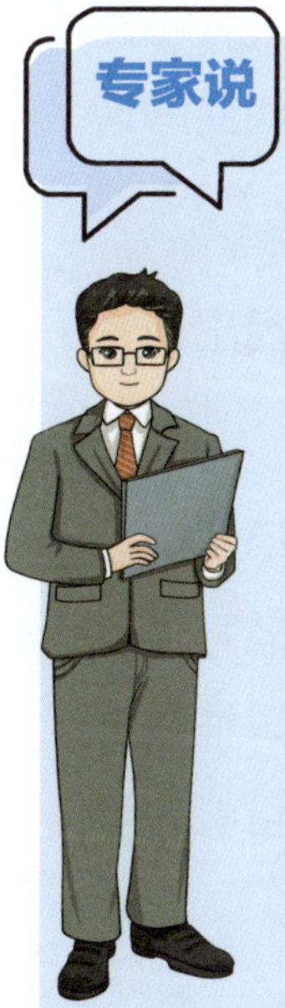

识别早期症状　子宫内膜癌在早期可能有一些症状，如非经期出血、经量增多或经期延长、月经周期紊乱、绝经后阴道出血。

经阴道超声检查　通过将超声探头放入阴道内，可以看到子宫内膜是否变厚，是否有肿瘤穿破子宫壁或者影响到宫颈，子宫内膜病变的大小、位置，以及对周围组织的影响。经阴道超声检查的准确率较高（79.3%~81.8%），可以快速筛查出可能有问题的患者进行进一步检查。

子宫内膜活检　当患者出现早期症状，结合经阴道超声检查高度怀疑子宫内膜病变时，应进行子宫内膜活检以明确病理诊断，这是诊断子宫内膜癌的“金标准”。

血清肿瘤标志物检测 目前尚未发现对子宫内膜癌诊断特别敏感的肿瘤标志物。血清中的 CA125 水平可以用来监测治疗效果，而人附睾蛋白 4（HE4）水平的升高对子宫内膜癌的诊断也具有一定参考价值。

健康加油站

如何获取子宫内膜组织进行病理诊断

目前主要有三种常用的获取子宫内膜组织的方法。

Pipelle 子宫内膜取样 操作简单、费用低、患者不适感较轻、不良反应少，但可能因无法进入子宫腔或组织量不足而导致采样失败，且对局部病变的识别能力有限。

非直视下刮宫 采样效果较好，适用于因出血量大或出血时间长而导致的中、重度贫血等紧急情况，但对于局部病变或较小的病变仍有漏诊的风险。

宫腔镜检查 这是一种内镜技术，可以清晰评估子宫腔内部情况，并直接定位可疑病变进行采样或切除。缺点是费用较高，在急诊大出血情况下可能较难清晰观察病变，且通常需要麻醉。

采用哪种活检方式需要医生根据患者的具体情况以及所在医院的资源条件综合考虑。

（陆　雯）

20. 绝经后突然“来月经”和**子宫内膜癌**有关吗

关键词：绝经后出血　阴道出血　子宫内膜癌

有些绝经多年的女性突然出现阴道出血，误以为是“又来月经了”，甚至认为是“重返青春”。事实上，绝经后出血与正常月经有着本质区别。这种现象可能是身体发出的健康警报，甚至可能是子宫内膜癌等妇科癌症的早期征兆。

专家说

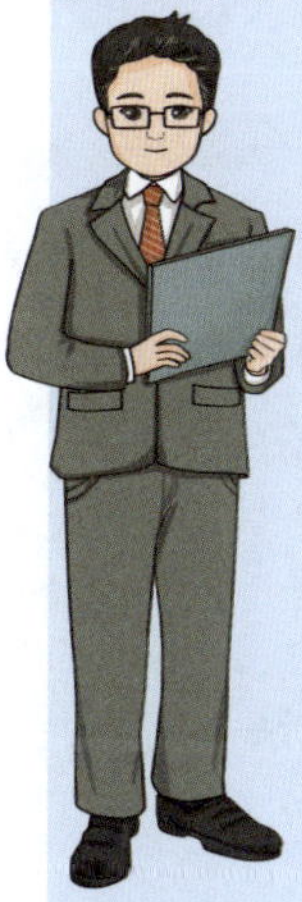

绝经后女性还会来月经吗　月经是育龄期女性的正常生理现象，体内雌激素和孕激素的周期性变化导致子宫内膜脱落和出血。当女性进入绝经期后，卵巢功能衰退，停止排卵，激素分泌减少，月经永久性停止。40 岁以后的女性如果在末次月经后满一年没有再次出血，就可以诊断为绝经。因此，绝经后女性不会“来月经”，如果出现阴道出血，很可能提示身体存在异常，需要尽快就医。

绝经后出血的原因是什么　绝经后出血的原因多种多样，最常见的是子宫良性病变，占 50% 左右，如外阴炎、阴道炎、宫颈炎、宫颈息肉、子宫内膜炎、子宫内膜息肉、子宫内膜萎缩以及黏膜下肌瘤。其次是功能性改变，占 40% 左右，如激素替代治疗引起的子宫内膜增生或功能性改变。需要注意的是，虽然恶性病变，如宫颈癌、子宫内膜癌，仅占 10% 左右，但可能威胁生命，不能忽视。

绝经后出血与子宫内膜癌的关系 子宫内膜癌患者中绝经后女性占 70% 左右，其中 90% 有阴道出血症状。因此，绝经后出血的女性是子宫内膜癌的高风险人群，特别是反复或较大量出血，更需要引起警惕并尽快就医排查。

健康加油站

应如何及时识别和处理绝经后出血

绝经后女性一旦发现阴道出血，应详细记录出血的时间、量、颜色等信息，注意是否伴随腹痛、阴道分泌物增多、异味等症状，并尽快就医。医生会通过阴道分泌物检测、宫颈癌筛查（TCT/HPV）、经阴道超声等手段明确病因，必要时进行子宫内膜活检。如果确诊为炎症或感染，可使用抗生素治疗；如为良性病变，可考虑手术切除；如为恶性肿瘤，则应根据具体病情制订个性化治疗方案。

（陆　雯）

21. 哪些女性更容易患子宫内膜癌

关键词

三联征

多囊卵巢综合征

围绝经期

女性体内雌激素的主要作用是刺激子宫内膜增生，孕激素的周期性调节能够中和雌激素的刺激，促进子宫内膜规律脱落，从而维持内膜健康。然而，如果体内雌激素长期过高，或缺乏孕激素的拮抗作用，就可能导致子宫内膜细胞过度增殖，最终增加癌变风险。那么，哪些女性更容易患子宫内膜癌呢？

专家说

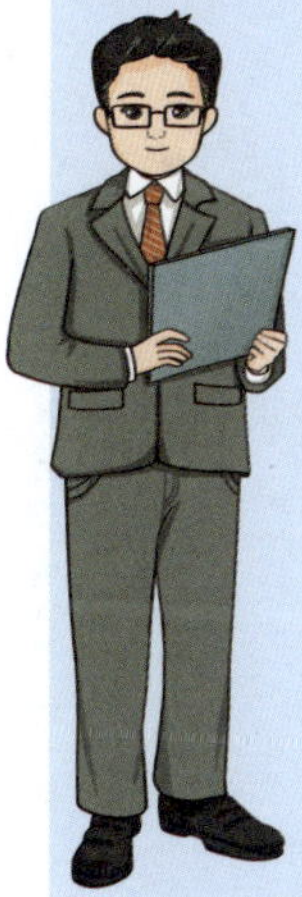

肥胖、高血压、糖尿病“三联征” 肥胖是子宫内膜癌最重要的危险因素。据统计，当身体质量指数（BMI）为 24.0~29.9kg/m^2 时，子宫内膜癌的发病风险增加 1.5 倍；当 BMI 为 30.0~34.9kg/m^2 时，风险增加 2.5 倍。此外，高血压和 2 型糖尿病也是子宫内膜癌的独立危险因素。

多囊卵巢综合征 是一种常见的女性内分泌疾病，在中国生育期女性中患病率约为 8.6%。多囊卵巢综合征女性长期存在排卵障碍，不孕症和月经失调的风险增加，同时更易出现胰岛素抵抗、糖尿病、肥胖和心血管疾病。这些问题会导致子宫内膜长期受到雌激素的单一刺激，缺乏孕激素的调节，显著提高了子宫内膜癌的患病风险。

围绝经期和绝经期 随着卵巢功能衰退及激素水平变化，这些女性的子宫内膜更易发生病变。统计数据显示，子宫内膜癌中绝经后女性约占70%，而围绝经期女性占20%~25%。

遗传因素 遗传性子宫内膜癌约占所有子宫内膜癌的5%，其中最常见的是林奇综合征，这种遗传性疾病会显著增加子宫内膜癌和结直肠癌的发病风险。此外，多发性错构瘤综合征和黑斑息肉综合征也可能引起遗传性子宫内膜癌。有上述疾病家族史的女性，特别是林奇综合征患者的一级至三级亲属，均属于高风险人群。

健康加油站

子宫内膜癌高风险女性应该怎么做

调整饮食结构 减少高脂食物的摄入，增加水果和蔬菜的摄入比例。

保持健康体重 通过合理饮食和适当运动，将BMI维持在18.5~24.0kg/m^2。

药物辅助治疗 对于无生育需求的多囊卵巢综合征女性或围绝经期女性，可以在医生的指导下口服孕激素，促进子宫内膜规律脱落。

针对高遗传风险群体的特别建议 定期筛查，如经阴道超声检查和子宫内膜活检，必要时可根据医生的建议采取预防性手术（如预防性子宫全切术）。此外，携带相关基因突变的家族成员须加强筛查和健康管理。

（陆 雯）

22. 子宫内膜癌的**治疗方法**有哪些

子宫内膜癌的治疗方法需要根据病理诊断结果和临床评估情况综合制订，包括癌症的累及范围、患者的年龄、有无生育要求、全身健康状况以及是否合并其他疾病等。

专家说

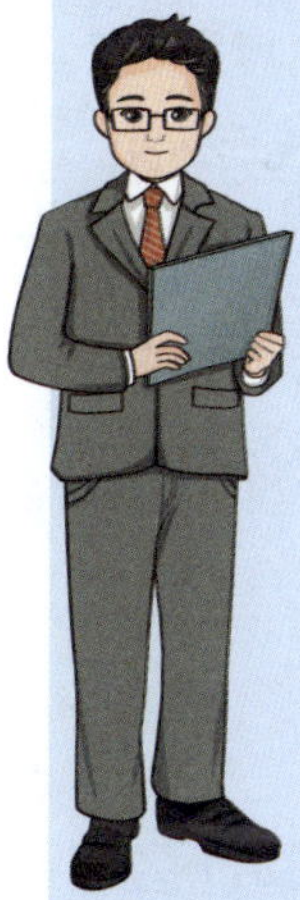

手术治疗　是子宫内膜癌的首选初始治疗方法，包括腹腔镜手术或机器人辅助腹腔镜手术、开腹手术、经阴道手术。标准手术通常包括全子宫和双侧附件切除 ± 盆、腹腔淋巴结评估，以全面分期和清除癌灶为目标。

放疗　是子宫内膜癌的重要辅助治疗方法之一。早期患者术后放疗可以降低复发风险，巩固治疗效果；晚期患者通过放疗可以缩小肿瘤病灶，为手术创造更好的条件。

化疗　是子宫内膜癌的重要治疗手段之一。早期高危患者术后化疗可以预防远处转移；晚期、转移或复发患者通过辅助化疗可以控制病情进展、延长生存期。常用的化疗方案是紫杉醇联合铂类，根据患者的具体情况，医生可能调整药物组合以提高治疗效果。

关键词

手术治疗　辅助治疗　保留生育力

靶向治疗 是子宫内膜癌，特别是复发或晚期患者的一种新型治疗方式，通过针对特定的分子靶点，如肿瘤血管生成或特定基因突变，抑制肿瘤细胞的生长和扩散。在临床中，靶向治疗常用于晚期或复发性子宫内膜癌，尤其是携带特定基因突变（如*p53*突变）的患者。靶向治疗可以单独使用，也可以联合化疗以增强疗效。

免疫治疗 在复发或转移性子宫内膜癌的治疗中展现出良好效果，特别是通过免疫检查点抑制剂来激活患者的自身免疫系统，帮助识别并消灭肿瘤细胞。免疫治疗适用于某些特定分子标志物为阳性的患者，已成为晚期或复发性子宫内膜癌患者的重要治疗选择之一。

内分泌治疗 适用于分化较好的子宫内膜癌患者，尤其是雌激素受体（ER）或孕激素受体（PR）表达阳性的复发或晚期患者。这种治疗通过使用高效孕激素或其他激素调节剂来抑制肿瘤细胞生长，可作为某些特定患者的长期管理方法。符合一定条件且有强烈生育意愿的子宫内膜癌患者也可采取内分泌治疗。

健康加油站

子宫内膜癌患者保留生育力治疗的适应证是什么

病理分级为G1的子宫内膜样腺癌，影像学检查（如MRI）显示病灶局限于子宫内膜且无子宫外转移，同时患者无药物治疗或妊娠禁忌证。治疗前建议由生殖专家评估患者的生育功能，并进行遗传咨询及子宫内膜癌分子分型检测。治疗过程中应密切监测患者的疾病进展情况，若在 6~12 个月内未达到完全缓解或病情加重，应及时调整治疗方案并考虑进行根治性手术。完成生育后，可行手术切除子宫以彻底治疗。

（陆　雯）

关键词

放疗　化疗　分子分型

23. 哪些子宫内膜癌需要进行化疗和放疗

放疗主要是通过放射线控制癌症在盆腔的局部扩散，常用的方法包括体外照射（EBRT）和阴道近距离放疗（VBT）。化疗则是通过化学药物进行全身治疗来防止肿瘤细胞扩散到身体其他部位。放疗和化疗是治疗子宫内膜癌的重要方法，但并不是每位患者都需要使用。

专家说

医生会根据患者的具体情况，包括癌症的分期、肿瘤细胞的分化程度、是否累及血管或淋巴组织，以及患者的年龄和身体状况来决定是否需要进行放疗或化疗。此外，近年来分子分型在子宫内膜癌的治疗决策中起到了重要作用，可以帮助医生更加精准地判断患者的治疗需求。

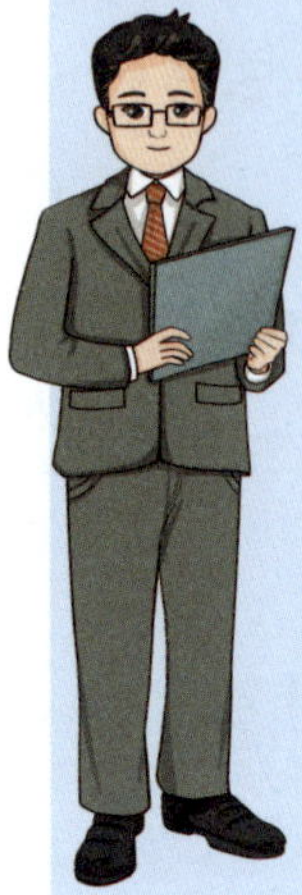

低风险患者 如癌症处于早期，且分化程度较好，通常不需要放疗或化疗。

中风险患者 如癌症已经扩散，但局限在子宫内，或者肿瘤分化程度较高，可能推荐放疗，尤其是阴道近距离放疗，可以降低复发风险。

高风险患者 如癌症扩散到子宫外，或者肿瘤分化程度较差，可能需要放疗结合化疗来全面控制病情。

晚期或特殊高风险患者 如癌症已扩散至子宫外，或者存在特殊病理类型及分子分型，可能需要联合多种治疗方法，甚至手术与放疗联合使用，以缩小病灶或控制扩散。

健康加油站

化疗和放疗会有哪些不良反应

化疗和放疗虽然是有效的治疗方法，但也可能带来一些不良反应。

化疗 通常建议在术后 2~4 周内开始，一个周期为 3 周，一般需要 4~6 个周期。常见不良反应包括恶心、呕吐、食欲减退和腹泻等消化道问题；还可能出现脱发、疲劳、免疫力下降和手脚麻木等症状。

放疗 一般在术后 6~8 周开始，但需要确保手术部位愈合良好。短期内可能出现皮肤红肿、消化道不适、尿频、尿急等不良反应，长时间可能导致外阴或阴道干燥、萎缩等问题。

（陆　雯）

关键词：子宫内膜癌　治愈　生存率

24. 子宫内膜癌可以**治愈**吗

子宫内膜癌是否能够治愈，主要取决于发现的时间（癌症分期）、肿瘤的病理类型、患者的身体状况以及治疗方案是否合适。如果能够在早期发现并及时治疗，治愈的可能性是比较高的。

专家说

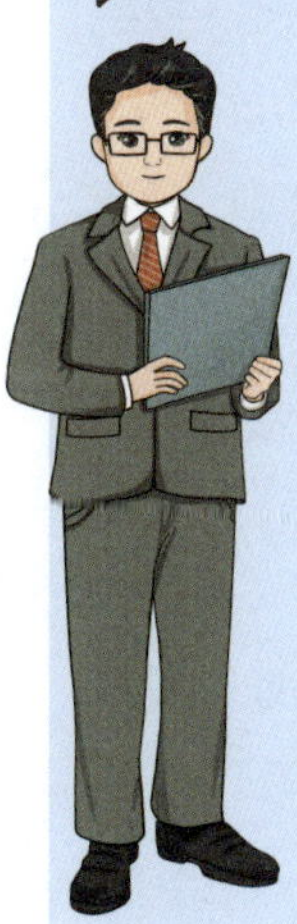

早期子宫内膜癌（Ⅰ期）　Ⅰ期子宫内膜癌患者治愈的机会非常大。通常采用的治疗方法是手术切除子宫及双侧卵巢和输卵管。如果患者有高危因素（肿瘤分化程度较差或有血管浸润），术后可辅助放疗或化疗。经过规范治疗，Ⅰ期患者的 5 年生存率可达到 80%~90%。

中期子宫内膜癌（Ⅱ期）　如果发展到Ⅱ期，说明肿瘤已经扩展到宫颈间质，但还没有超出子宫。这时的治疗会比早期复杂，术后可能需要结合放疗和化疗。虽然治愈率不如早期，但通过积极治疗，5 年生存率仍然能达到 50%~70%。

晚期子宫内膜癌（Ⅲ～Ⅳ期）　进入晚期，肿瘤已经扩散到子宫以外的器官，如盆腔、腹腔甚至远处部位。此时治疗的重点是减轻症状、延长生命，而不是完全治愈。通常采用手术、放疗和化疗的综合治疗方式，但因为肿瘤细胞已经广泛扩散，治愈的难度很大，5 年生存率一般只有 15%~20%。

健康加油站

什么是肿瘤的“治愈”

在医学上，肿瘤的“治愈”并不是指肿瘤完全消失，而是综合多个方面的结果。首先，患者经过治疗后，由肿瘤引起的症状（如疼痛、发热、消瘦）应完全消失，表明病情得到了有效控制。其次，血液检查、肝功能、肾功能以及肿瘤标志物等指标恢复正常，说明身体功能逐步回归健康状态。最后，影像学检查（如 CT 或 MRI）未发现肿瘤的痕迹或复发的迹象，也是一项重要的评估标准。更为关键的是，如果在治疗后 5 年内无复发或转移，通常可以认为是临床治愈，因为绝大多数肿瘤复发发生在治疗后的前 5 年内。然而，这并不代表永远不会复发，因此定期复查依然十分重要。

（陆　雯）

25. 子宫内膜癌患者在接受治疗后如何**提高生活质量**

关键词

运动　膳食　激素替代治疗

子宫内膜癌的治疗可能对患者的身体、心理以及社会生活产生一定影响。通过科学的管理和生活方式调整，患者可以显著提高生活质量，回归社会。

专家说

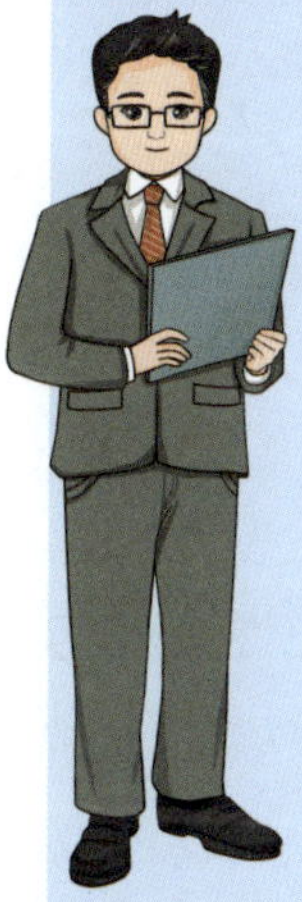

合理运动　手术后尽早下床活动，有助于促进肠道功能恢复和预防血栓形成。术后 2~3 个月，可逐渐恢复适度的有氧运动，如广播操、散步、慢跑、保龄球。运动和工作的强度以自身不感到劳累为准。

合理膳食　饮食应注重均衡和营养。每日摄入足够的蛋白质（如牛肉、鸡肉、奶类），帮助组织修复；摄入适量糖类（每日 250~300g）以提供能量；脂肪摄入应控制在总热量的 30% 以下，避免高胆固醇食物的摄入（如鱼卵和蛋黄）。多食用富含维生素的蔬菜和水果。

戒烟、限酒　既有助于降低发生其他肿瘤的风险，也助利于整体恢复。

阴道扩张器和润滑剂　对于接受放疗的患者，可能出现外阴和阴道萎缩的不适症状。使用阴道扩张器和润滑剂可以缓解这些问题。

激素替代治疗 对于年轻患者，治疗后可能因雌激素缺乏出现潮热、失眠、骨质疏松等绝经症状。若肿瘤复发风险低且症状严重，可在充分评估和知情同意的基础上，使用最低有效剂量的雌激素进行替代治疗，并密切随访。

定期复查 建议在治疗后的前 2 年，每 3~6 个月复查一次；第 3~5 年每 6 个月复查一次；5 年后每年复查一次。应根据患者的具体病情和复发风险调整复查频率，以确保早期发现潜在问题。

（陆 雯）

26. 子宫内膜癌会**遗传**吗

子宫内膜癌主要分为散发性和遗传性，大多数属于散发性，仅约 5% 具有遗传性。在遗传性子宫内膜癌中，约一半患者有家族史，最常见的是林奇综合征（约占 3%）。

专家说

什么是林奇综合征 林奇综合征是一种由 *MMR* 基因（如 *MLH1*、*MSH2*、*MSH6* 和 *PMS2*）突变引起的常染色体显性遗传性疾病，又称为遗传性非息肉病

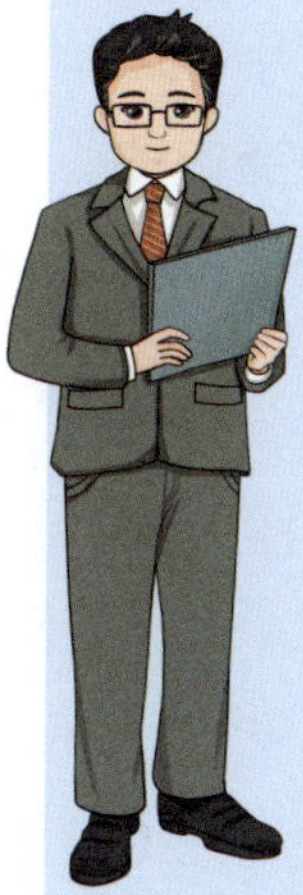

性结直肠癌（HNPCC）。*EPCAM* 基因突变也可能导致林奇综合征。子宫内膜癌是林奇综合征患者最常见的肠道外肿瘤，平均发病年龄为 50 岁，低于散发性子宫内膜癌患者。大多数林奇综合征相关的子宫内膜癌表现为分化良好的子宫内膜样腺癌，通常对免疫治疗比较敏感。

林奇综合征发生子宫内膜癌的风险 携带林奇综合征相关基因突变的女性终身发生子宫内膜癌的风险显著增加。*MLH1* 基因突变的患病风险为 20%~54%，*MSH2* 基因突变的患病风险为 21%~49%，*MSH6* 基因突变的患病风险为 16%~71%。总体来看，林奇综合征女性终生患子宫内膜癌的风险高达 60%。

林奇综合征患者如何预防子宫内膜癌 建议这类女性从 30~35 岁开始每年行子宫内膜取样或经阴道超声检查。定期接受肠镜检查以监测其他相关肿瘤的风险。对于携带突变基因的高风险女性，可以考虑预防性切除子宫和双侧卵巢、输卵管。手术后根据需要进行激素补充治疗，直到患者达到自然绝经年龄。

关键词

林奇综合征　基因突变

健康加油站

林奇综合征的遗传模式

林奇综合征是一种常染色体显性遗传性疾病，每个林奇综合征患者的子女都有 50% 的概率会遗传致病的突变基因。值得注意的是，林奇综合征的外显率并不完全，意味着并非所有携带突变基因的人都会发病。此外，由于筛查和预防性手术等干预措施的应用，患者可能避免癌症的发生。有明确的致病基因突变史的家族成员，可通过产前诊断确定胎儿是否携带相关突变基因。

（陆　雯）

四

妊娠滋养细胞疾病

27. 什么是妊娠滋养细胞疾病

关键词 葡萄胎 绒毛膜癌

妊娠是生命的传承，但是其在带来新生希望的同时，也有一定可能带来某些负面影响，如妊娠滋养细胞疾病。

专家说

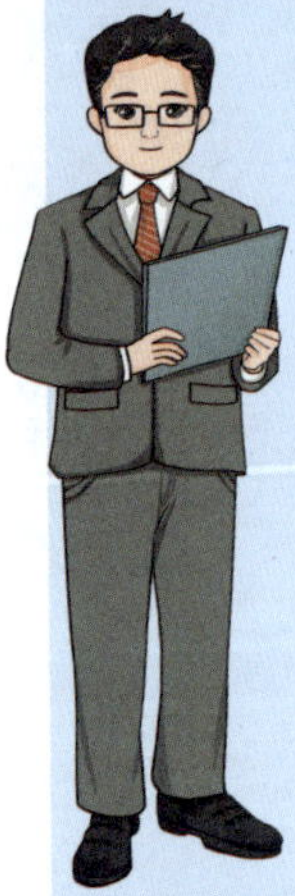

妊娠滋养细胞疾病是一组起源于胎盘滋养细胞的病变。这些特殊的细胞在孕育和营养胎儿的胎盘中扮演着至关重要的角色，它们不仅支持胎儿的生长和发育，还负责将妈妈体内的营养物质输送给肚子里的宝宝，分泌多种激素，进一步促进胎盘的发育。然而，在某些特殊情况下，滋养细胞可能过度生长或错误生长，就会导致滋养细胞疾病的发生。近几十年来，滋养细胞疾病的发病率明显下降，现在已经比较少见了，全世界发病率仅为 0.57‰ ~2.00‰。

妊娠滋养细胞疾病既有良性也有恶性，具体可以分为以下几种类型。

葡萄胎 这是一种良性妊娠滋养细胞疾病，由滋养细胞增生形成，葡萄胎可分为完全性葡萄胎和部分性葡萄胎。

完全性葡萄胎：由一个空的卵子与正常精子结合形成，所以胚胎缺少了母亲的一半基因，所有基因都由父亲精子 DNA 复制形成。这时候的胚胎像一大串葡萄，因此被形象地称为完全性葡萄胎。

部分性葡萄胎：由一个正常卵子与两个精子受精形成，所以胚胎多了一条父亲的 DNA，变成了三倍体。因部分像葡萄而得名。

妊娠滋养细胞肿瘤 是恶性妊娠滋养细胞疾病的统称，属于少见肿瘤。大约 60% 的病例继发于葡萄胎，30% 继发于流产，而 10% 继发于宫内妊娠或异位妊娠。

侵蚀性葡萄胎：从组织学分类上，该病属于葡萄胎，但具有恶性行为表现，本来应该安分地待在子宫腔这个“大房间”里的葡萄胎组织向别处侵蚀生长，如侵入子宫肌层，甚至转移到其他器官。

绒毛膜癌：这是一种高度恶性的肿瘤，有可能转移到肺、肝、脑等器官。

其他：如胎盘部位滋养细胞肿瘤、上皮样滋养细胞肿瘤，都较为罕见。胎盘部位滋养细胞肿瘤通常不会发生转移，预后相对较好；上皮样滋养细胞肿瘤恶性程度较高，一旦发生转移或复发，治疗可能变得非常困难。

健康加油站

如何及早发现妊娠滋养细胞疾病

妊娠滋养细胞疾病的发生，往往伴随着一些异常症状，如葡萄胎患者可能出现停经后阴道异常出血、子宫异常增大、妊娠反应特别强烈。此外，通过血液检查可以检测到血清中绒毛膜促性腺激素（hCG）水平异常升高，这是诊断妊娠滋养细胞疾病的重要指标。如果怀疑患有妊娠滋养细胞疾病，应及时到医院就诊并遵医嘱进行详细检查。

（邵宇洁　史庭燕）

28. 为什么**妊娠**和妊娠滋养细胞疾病有关

妊娠是指女性孕育胎儿的过程，是一个令人兴奋和期待的过程，但在特殊情况下，妊娠滋养细胞疾病可能悄然出现，给这个美好的时刻带来困扰。那么，妊娠滋养细胞疾病与妊娠之间到底有什么密切关系呢？

专家说

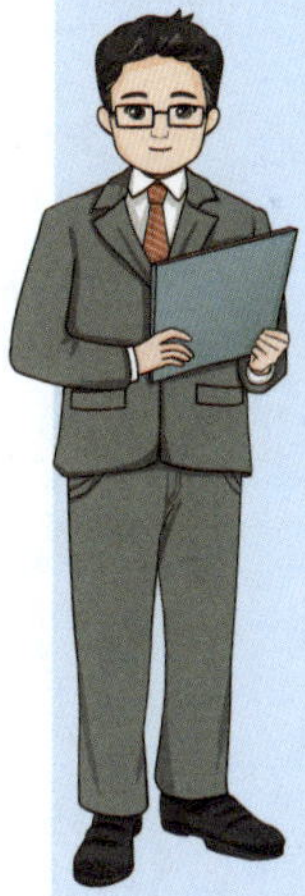

在妊娠期，女性体内的激素水平，如雌激素、孕激素、催乳素、人绒毛膜促性腺激素、甲状腺激素、肾上腺激素，会发生剧烈变化，使母体内环境变得适于胎儿生长。

雌激素及孕激素的急剧增加为滋养细胞的增生提供了“养分”，但这种养分是一种刺激因素，可能给滋养细胞带来改变。如果滋养细胞在这个过程中发生突变或增生失控，各种类型的妊娠滋养细胞疾病就会接踵而至，所以说妊娠滋养细胞疾病与妊娠直接相关。

但这种疾病的发生并不局限于妊娠期，还有可能发生在足月产后或流产后，甚至是只要有过妊娠史的女性，都存在罹患该病的风险。

尽管妊娠滋养细胞疾病与妊娠相关，但大家无须担惊受怕，毕竟这类疾病的发病率非常低，而且随着生活水平和经济水平的不断提高，这类疾病变得更加少见。准妈妈只要做好孕前检查、定期产检、按时产后复查，保持良好的健康状态，就可以早期发现并治疗葡萄胎等疾病。

（邵宇洁　史庭燕）

关键词

滋养细胞　雌激素　孕激素

29. 妊娠滋养细胞疾病有哪些危险因素

关键词：年龄 妊娠史 卵巢功能紊乱

妊娠滋养细胞疾病是一种很少见的疾病，不过，再小的概率，落到了个人身上，也是对自己、对家庭的极大影响。我们需要通过了解妊娠滋养细胞疾病的危险因素更好地预防其发生。

专家说

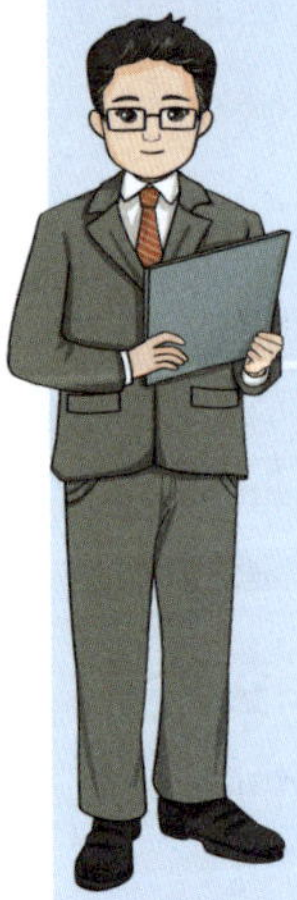

年龄 是妊娠滋养细胞疾病的重要危险因素。20 岁以下和 40 岁以上的女性发病危险会较正常生育年龄女性有所增加，大于 35 岁和 40 岁的女性葡萄胎的发生率分别是年轻女性的 2 倍和 7.5 倍，约 1/3 大于 50 岁的女性妊娠时可能发生葡萄胎。

既往妊娠史 妊娠滋养细胞疾病继发于正常或不正常妊娠之后，尤其是前次妊娠异常终止时。如果女性曾经有过葡萄胎妊娠，那么再次发生葡萄胎的概率将显著提升。有过 1 次和 2 次葡萄胎妊娠的女性，再次发生葡萄胎的概率分别是 1% 和 15%~20%。除此之外，流产史和不孕史也是妊娠滋养细胞疾病的高危因素。

营养状况 饮食中长期缺乏维生素 A 及其前体胡萝卜素和动物脂肪，可能增加葡萄胎的发生率。有观点认为叶酸缺乏可能与妊娠滋养细胞疾病的发生有关。

卵巢功能紊乱 世界卫生组织在综合报告中提到，妊娠滋养细胞疾病可能与卵巢内分泌功能密切相关，因为卵巢功能紊乱可能导致产生的卵子不健全。

病毒感染 有观点认为葡萄胎与绒毛膜绒毛病毒感染有关。20 世纪 50 年代国外研究者在葡萄胎和绒毛膜癌组织中分离出了这种病毒，并认为它是导致妊娠滋养细胞疾病的原因之一，但该观点至今未得到证实。

种族和地域因素 种族因素可能与妊娠滋养细胞疾病的形成有一定关系。黄种人葡萄胎的发病率明显高于白种人，亚洲和拉丁美洲国家的葡萄胎发生率明显高于北美洲和欧洲国家。同一种族在不同地域居住时其葡萄胎的发生率也不一定相同，居住在北非和东亚国家的犹太人后裔葡萄胎的发生率是居住在西方国家的犹太人后裔的 2 倍。

健康加油站

如何预防妊娠滋养细胞疾病

目前尚无确切的方法可以完全预防妊娠滋养细胞疾病，但以下措施可能有助于降低该病的发病风险：改善营养状况、增强身体抵抗力、积极治疗良性葡萄胎以及定期复查等。需要注意的是，妊娠滋养细胞疾病的发病原因尚不完全明确，上述措施只能在一定程度上降低发病风险，不能完全预防其发生。如有任何异常状症，应及时就医。

（邵宇洁　史庭燕）

关键词

绒毛膜癌　脑转移

30. 发生远处转移的妊娠滋养细胞肿瘤患者预后如何

恶性肿瘤发生转移往往意味着到了疾病晚期，在绝大多数情况下，预示着患者较短的生存期和不良的预后。当妊娠滋养细胞肿瘤患者发生了远处转移后，还有救治的机会吗？

专家说

恶性妊娠滋养细胞肿瘤，如绒毛膜癌，往往早期就会发生转移。绒毛膜癌是一种高度恶性的妊娠滋养细胞肿瘤，可继发于葡萄胎、流产或足月分娩之后。

绒毛膜癌的特点是滋养细胞失去了原来的绒毛或葡萄胎结构，浸润子宫肌层，造成局部严重破坏，并可转移至身体其他部位。绒毛膜癌本身不具

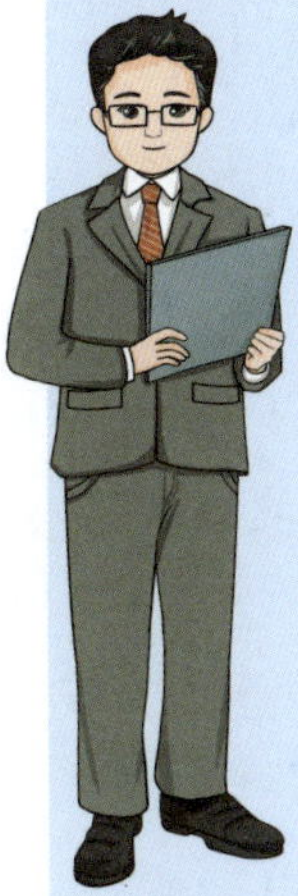

有肿瘤间质和自身血管，靠侵蚀母体血管获得营养。与其他肿瘤不同，绒毛膜癌主要经血行播散，在早期就可以发生血行转移，随着血液侵犯远端器官。

绒毛膜癌最常见的转移部位是肺（80%），其次是阴道（30%），以及盆腔（20%）、肝和脑等（10%）。各转移部位往往会发生局部出血。绒毛膜癌起病的时候不易甄别，很多患者不会出现妇科表现，当因为胸痛、咳嗽、咯血等症状就医时，患者往往已经有了肺转移。

既往，绒毛膜癌的死亡率超过 90%，国际上通用的治疗手段是手术，仅有极少数病变局限于子宫的患者获得治愈，发生远处转移的患者均死亡，即便之后加用放疗，治疗效果也未能获得改善。中国工程院院士宋鸿钊教授判断绒毛膜癌转移是一个全身播散的过程，手术、放疗仅是局部治疗手段，难以取得满意疗效，开始着手化疗药的研发。

在宋鸿钊院士及其团队的努力下，绒毛膜癌从“不治”到“可根治”，从“一刀切”到“保留生育”。现在绒毛膜癌已早非当初的不可战胜，即使发生了脑转移，患者也有非常好的预后。只要进行规范治疗，并在相关指标正常后积极进行巩固治疗，晚期绒毛膜癌患者也可以得到治愈。

除了远处转移，再次复发的患者也有较好的预后。通过精准诊断、制订个体化治疗方案以及联合应用新兴治疗手段，耐药复发患者的完全缓解率可达 70% 以上。

（邵宇洁　史庭燕）

关键词

手术　化疗　放疗

31. 妊娠滋养细胞肿瘤的**治疗方法**有哪些

时至今日，妊娠滋养细胞肿瘤的总体治愈率已经超过 90%。可以说，妊娠滋养细胞肿瘤是一种被征服的恶性肿瘤。那么，妊娠滋养细胞肿瘤的治疗方法有哪些呢？

专家说

滋养细胞肿瘤患者被划分为低危组和高危组。这种划分主要基于国际妇产科联盟（FIGO）的预后评分系统。医生会根据患者的年龄、前次妊娠情况、距前次妊娠的间隔时间、治疗前 hCG 水平、最大肿瘤大小、转移部位、可识别的转移灶数量和既往化疗失败情况进行评分。不同情况对应不同的分数。FIGO 评分 <7 分为低危组，≥ 7 分为高危组。低危组患者的

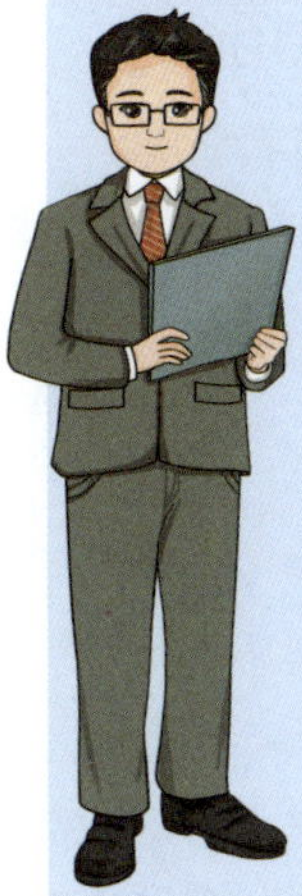

治愈率接近 100%，高危组患者对单药化疗反应较差，需要更积极的治疗方案。

以下是一些基于此分类基础上的治疗方法。

低危组患者的治疗 治疗方案的选择主要取决于患者有无子宫外转移灶和是否有保留生育功能的要求。往往采用单药化疗即可治愈。常用的一线药物有甲氨蝶呤（MTX）和放线菌素 D。在 β-hCG 正常后巩固 2~3 个疗程化疗即可。

高危组患者的治疗 治疗原则以联合化疗为主，必要时结合手术、放疗等其他治疗手段。

化疗：是治疗妊娠滋养细胞肿瘤的最主要手段。常用的一线化疗药包括甲氨蝶呤、放线菌素 D、5-氟尿嘧啶（5-FU）、长春新碱（VCR）等。高危患者首选 EMA-CO 方案。如果是耐药的复发病例，也可以选择 EP-EMA、PVB、BEP、VIP、TP/TE 等二线方案进行治疗。

手术治疗：在某些情况下，手术也是治疗妊娠滋养细胞肿瘤的重要手段。对于控制子宫大出血、切除耐药病灶等都能起到一定作用。

放疗：虽然放疗在妊娠滋养细胞肿瘤中应用较少，但在一些特殊情况下，如对脑转移或肝转移的耐药病灶的治疗，放疗可以作为辅助治疗手段。

其他：免疫治疗在妊娠滋养细胞肿瘤的治疗研究和应用越来越多。对于高危耐药和复发的难治性妊娠滋养细胞肿瘤患者的治疗，可考虑自体干细胞移植、靶向治疗等。

健康术语

EMA-CO方案 是对高危病例最常用的化疗方案。此处的五个字母分别指代5种药物，即依托泊苷（E）、甲氨蝶呤（M）、放线菌素D（D）、环磷酰胺（C）和长春新碱（V）。分阶段给予患者相应药物，迅速杀死恶变的滋养细胞。

（邵宇洁　史庭燕）

32. 妊娠滋养细胞肿瘤患者应该如何**随访**

妊娠滋养细胞肿瘤通常对化疗极为敏感，治疗效果好。但是也存在小部分患者化疗耐药的情况；更有甚者，在治疗期间或治疗后会出现肿瘤复发、转移。因此，定期随访在妊娠滋养细胞肿瘤患者的管理中具有极为重要的作用。

专家说

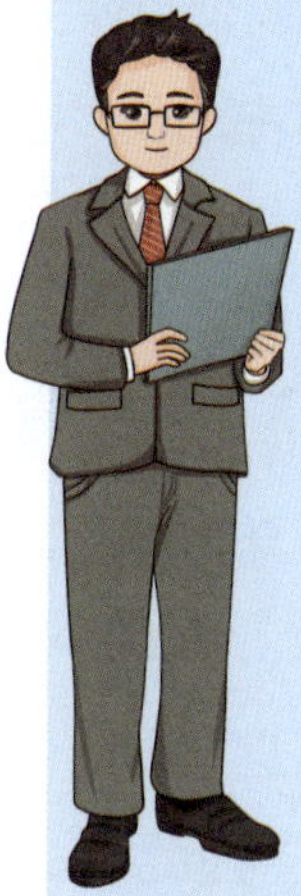

检查时间 研究表明，大多数复发发生在治疗后的 2 年内。因此，在治疗结束后的第 1 年，建议每月随访 1 次；第 2 年改为每 3 个月随访 1 次，持续到第 3 年；随后每年随访 1 次，至少持续到第 5 年。

特别提醒：低危患者（FIGO 评分 <7 分）随访至少 12 个月。高危患者（FIGO 评分≥ 7 分）或复发患者，随访延长至 5~10 年。这种密集、规范随访的目的是在关键时期及时发现异常。

检查内容 随访的核心是血清 hCG 检测。一般来说，患者在治疗后需要每周检测 hCG 水平，直到恢复正常为止。之后改为每月 1 次，持续 1 年。根据患者的具体情况，随访时间可以适当延长。对于那些可能存在复发或转移风险的患者，如当 hCG 异常（平台期或升高）或出现症状（如阴道出血、胸痛）时，还需要结合影像学检查（包括胸部 CT/ 盆腔 MRI）进一步明确病情。此外，对于有生育计划的年轻女性，医生应在随访中关注其后续妊娠情况，叮嘱患者最好缩短避孕时间。

科学、规范的随访可以显著提高患者的治愈率和生活质量，同时为医学研究提供宝贵的数据支持。因此，医患双方都应高度重视随访工作，携手实现更佳的疾病管理和治疗效果。

关键词

低危患者 高危患者 血清 hCG

健康加油站

避孕对于避免妊娠滋养细胞肿瘤复发有哪些作用

每一个妊娠滋养细胞肿瘤患者，一定会被主治医生反复叮嘱关于避孕的问题，但是大多数患者应该只是知其然，不知其所以然。首先，在治疗后的随访期间避孕，可以避免妊娠对于 hCG 的影响。例如，对于接受化疗的患者，建议在随访期间严格避孕 1 年，以确保有足够的时间监测病情并确认治愈。其次，避孕还可以减少异常妊娠的发生，如再次葡萄胎，这些异常妊娠可能增加妊娠滋养细胞肿瘤复发的风险。因此，对于有妊娠滋养细胞肿瘤史的女性，避孕是预防疾病复发的重要措施之一。

（邵宇洁　史庭燕）

五

女性生殖系统肿瘤的生育力保护

33. 得了宫颈癌还有生育的可能吗

关键词

宫颈癌　生育功能

随着医学技术的进步，部分早期宫颈癌患者确实有机会保留生育功能。数据显示，约 40% 的宫颈癌患者确诊时为育龄期女性。对于病灶局限、分期较早的年轻患者，在保证肿瘤治疗效果的前提下，医生可通过保留子宫的个性化手术实现患者的生育愿望。

专家说

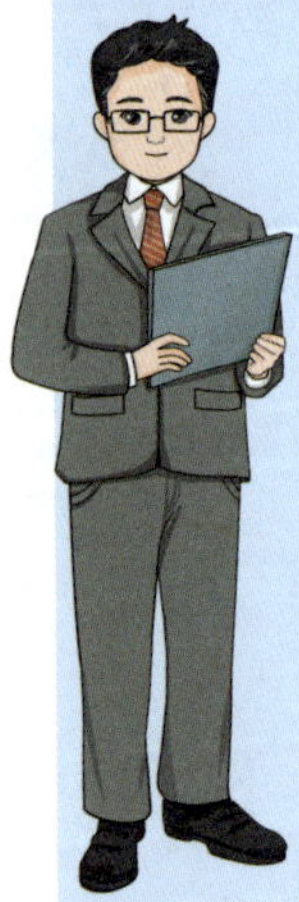

评估　对于有强烈生育愿望、年龄不超过 45 岁、符合肿瘤分期ⅠA1~ⅠB2 期、影像学检查提示无淋巴转移且病灶局限于宫颈，未侵犯宫颈内口的患者，可考虑保留生育功能。保留生育功能的肿瘤病理类型须为宫颈鳞癌、普通型腺癌或腺鳞癌，不推荐神经内分泌癌、胃型腺癌等特殊病理类型患者保留生育功能。

保留生育功能的方案　早期宫颈癌预后较好，经过综合评估后，患者可以选择适合的治疗方案来保留生育功能。常见的治疗方案包括宫颈锥切术、宫颈切除术和根治性宫颈切除术等。术前需要进行全面检查，如体格检查、妇科检查、常规血液检查、影像学检查和生育能力评估，以确保治疗方案安全、有效。

术后并发症 患者术后可能面临宫颈功能不全的风险，可能导致胎膜早破、晚期流产和早产等并发症。此外，术后还可能出现宫颈狭窄等问题。因此，完成手术并非治疗的终点，患者需要定期随访以预防并发症。

术后随访 治疗后2年内每3~4个月随访一次；第3~5年每6个月随访一次；5年后每年随访一次。术后HPV检测为阴性时，可考虑适当降低随访频率。

健康加油站

什么是根治性宫颈切除术

指切除大部分宫颈、部分阴道和宫旁组织，同时保留子宫体的手术，适用于早期宫颈癌患者保留生育功能。手术入路包括：①经阴道手术，创伤小、恢复快，但视野受限；②腹腔镜/机器人手术，能够更精准地进行淋巴结清扫、处理宫旁组织；③开腹手术，适用于病情复杂、肿瘤较大的患者。

健康云课堂

在希望与选择之间，谈生育力保护

（韩凌斐　王　薇）

34. 得了**宫颈癌**还能**保留卵巢**吗

关键词：宫颈癌　卵巢保护

近年来，宫颈癌逐渐呈现年轻化趋势，许多患者在确诊时仍处于育龄期。除了关注癌症的治疗效果，她们还希望尽可能维持生育能力和激素水平。其中，“能否保留卵巢”成为患者非常关心的问题。

专家说

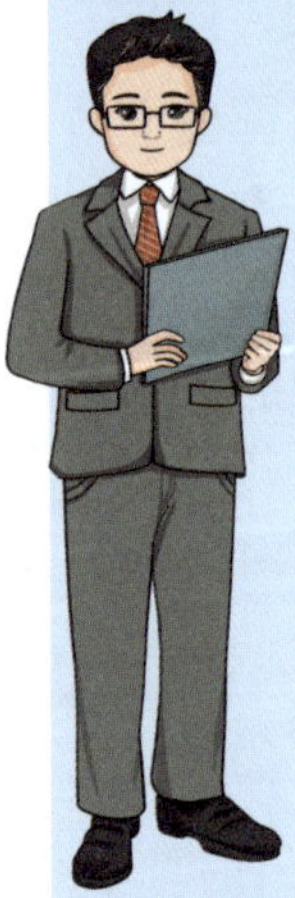

评估　对于早期宫颈癌患者，是否可以保留卵巢需要综合考虑肿瘤病理类型、分期以及患者的年龄和生育需求。早期（如ⅠA1~ⅠB2期）鳞癌患者，年龄≤45岁，因卵巢转移风险较低，若术前影像学检查或术中探查未发现异常，通常可以保留卵巢。早期（如ⅠA1~ⅠB2期）普通型腺癌患者，年龄≤40岁，在无中、高危因素的情况下也可考虑保留卵巢，但须密切随访。高危病理类型，如胃型腺癌、神经内分泌癌，因其恶性程度高、易发生卵巢转移，一般建议切除卵巢。

卵巢保护方案　对于符合保留卵巢条件的患者，可采取一定的医学手段保护卵巢功能。手术过程中，卵巢移位术是一种常见的方法，可将卵巢移至盆腔外，如固定于腹壁，以减少放疗对卵巢的损伤，研究显示，约70%的患者术后仍可维持正常激素水平。此外，在化疗期间使用促性腺激素释放激素激动剂（如亮丙瑞林）可暂时抑制卵巢功能，从而减少化疗对卵泡的损伤，降低卵巢早衰的风险。

个性化治疗 宫颈癌治疗须在疗效与生活质量之间取得平衡，是否保留卵巢应因人而异，没有固定标准。患者应与妇科肿瘤专家、生殖医学专家充分沟通，明确自身癌症的特点及需求，并在术前通过 MRI、PET/CT 等精准评估肿瘤范围及转移风险。如果计划保留卵巢，术后需要密切随访，每 3~6 个月复查激素水平及影像学检查，以确保稳定的健康状况。

健康加油站

保留卵巢会影响宫颈癌的治疗效果吗

研究表明，符合保留指征的患者（如早期鳞癌）保留卵巢不会增加复发风险。但应注意：①术后定期复查肿瘤标志物（如 SCC、CA125）及盆腔超声，监测卵巢状态；②若术后病理提示高危因素（如淋巴转移），可能需要补充放疗、化疗，此时应当重新评估卵巢保留的可行性。

（韩凌斐 王 薇）

35. 得了卵巢癌还能生育吗

关键词 卵巢癌 生育功能

卵巢恶性肿瘤患者中育龄期女性约占 12%，在全球范围内，15~40 岁女性每年新增卵巢恶性肿瘤约 38 500 例。年轻卵巢恶性肿瘤患者，尤其是有生育需求的患者，除关注肿瘤治疗结局外，生活质量和保留生育功能也不容忽视。

专家说

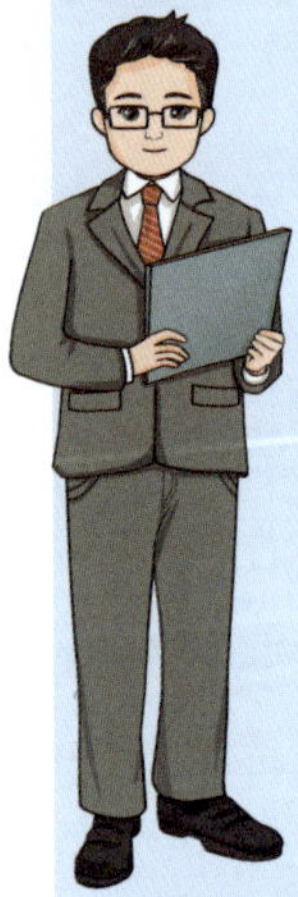

卵巢恶性肿瘤保留生育功能的手术旨在保存患者的正常卵巢和子宫，在保证肿瘤治疗效果的前提下，保留患者的生殖内分泌功能和生育功能。

评估 卵巢癌患者是否可以保留生育功能，主要取决于肿瘤分期、病理类型和患者的生育需求。首先，患者年龄小于 40 岁且有强烈生育意愿，不存在其他不孕不育的因素，无妊娠禁忌证，对保育带来的肿瘤复发风险充分知情。其次，肿瘤病理类型对于卵巢癌患者是否能够保留生育功能的决策尤为重要，恶性生殖细胞肿瘤无论临床分期如何，都可考虑保留生育功能治疗，并且由于预后良好，完成生育后不建议接受根治性手术；卵巢性索间质肿瘤要求临床分期Ⅰ期才能保留生育功能，完成生育后可考虑接受根治性手术；对于上皮性卵巢癌，保留生育功能条件更为严苛，要求病理提示病变仅限于一侧卵巢，子宫和对侧卵巢无异常，完成生育后根据情况可能需要接受根治性手术。

生育功能保护 对计划保留生育功能的患者，可考虑采取相应保护措施。卵子或胚胎冻存适用于需要接受化疗或存在双侧卵巢受累风险者，青春期前女性可冷冻部分卵巢皮质，治愈后自体移植。术后化疗优先使用生殖毒性较低的方案，避免使用烷化剂，减少对卵巢的损伤，降低早发性卵巢功能衰退的风险。

妊娠时机 有学者建议，当保留生育功能术后无须化疗时，可在严密监测随访下于术后 3~6 个月尝试妊娠，须确保无复发（肿瘤标志物 CA125、HE4 等正常，影像学检查结果为阴性）。若需要化疗，可于化疗结束后至少间隔 6 个月再考虑妊娠。若自然受孕困难，可选择试管婴儿（IVF）。

肿瘤复发风险、手术和 / 或辅助治疗的并发症以及一般情况评估应由妇科肿瘤医生进行。评估内容主要包括病史询问和体格检查、肿瘤标志物检测、影像学检查（如盆、腹腔 CT、MRI 或 PET/CT）等。随访间隔：术后第 1~2 年，每 2~4 个月 1 次；第 3~5 年，每 4~6 个月 1 次；5 年后，每 6~12 个月 1 次。生育能力的动态监测由生殖科医生完成，完成生育后停止。

健康加油站

卵巢交界性肿瘤

卵巢交界性肿瘤是一类介于良性和恶性之间的低度恶性潜能肿瘤，虽然其恶性潜能较低，但仍存在复发和转移的可能。对于年轻、有生育需求的 I 期卵巢交界性肿瘤患者，可考虑行保留生育功能手术，且不影响长期生存，术后需要定期随访，早期发现复发或转移，复发后仍可通过二次手术治疗。

（韩凌斐　王　薇）

36. 得了子宫内膜癌还能保留生育功能吗

子宫内膜癌是常见的妇科恶性肿瘤，近年来发病呈年轻化趋势。对于尚未生育或仍有生育愿望的患者，医生在确保治疗安全的前提下，会尽可能争取保留患者的生育功能。但并非所有患者都适合保留生育功能治疗，应经过严格筛选。

专家说

评估　子宫内膜癌患者生育功能的保留必须建立在安全的前提下，需要同时满足以下条件的早期子宫内膜癌患者才可以考虑保留生育功能治疗：①病理诊断为低级别子宫内膜样癌，并经病理学专家确认；②病灶局限于子宫内膜层，影像学评估无肌层浸润、附件累及或远处转移证据；③原则上年龄小于 40 岁，最大不超过 45 岁；④无药物治疗禁忌证；⑤有强烈的保留生育功能的意愿并签署知情同意书；⑥有良好的依从性，能按医嘱进行评估和随访。如果分子分型为

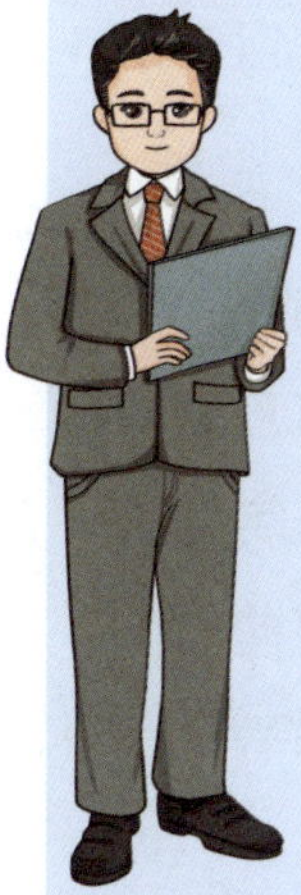

P53 突变型，因恶性程度高则不建议进行保留生育功能治疗。

保留生育功能方案 药物治疗是逆转子宫内膜癌的核心方法，使用大剂量孕激素治疗 6~12 个月，完全缓解率为 70%~85%；对肥胖或有血栓风险者，可选用局部释放高效孕激素药物（如左炔诺孕酮），完全缓解率为 72%~87%；对孕激素耐药者，可联用促性腺激素释放激素激动剂（如亮丙瑞林）和芳香化酶抑制剂（如来曲唑），抑制卵巢功能并减少雌激素生成。另外，对于局灶性病灶，可通过宫腔镜手术精准切除，在宫腔镜直视下切除癌变内膜，减少肿瘤负荷，再联合药物治疗可提高疗效（完全缓解率提升至 89%~97%）。在完全缓解后应尽早尝试辅助生殖技术，胚胎移植前应评估宫腔和内膜状态。

治疗效果与风险 保留生育功能治疗总体效果良好，多数患者在药物治疗 6~9 个月后病灶完全消退，若联合宫腔镜治疗，完全缓解率最高达 97%。然而，复发风险仍不容忽视，总体复发率为 20%~40%，多在治疗后 2~3 年内发生。复发后二次保留生育功能治疗仍可能成功，但应密切监测。

完成生育后的治疗 保留生育功能治疗不是子宫内膜癌的标准治疗方式，患者需要面临疾病复发、进展，甚至危及生命的风险。因此，患者完成生育后，可考虑及时进行子宫内膜癌的根治术。对于卵巢无肿瘤转移的年轻未绝经患者，经评估后保留卵巢是一个合理且安全的选择，以维持激素水平，保障生活质量。

子宫内膜癌保留生育功能涉及肿瘤安全与生育能力的平衡，需要妇科肿瘤、生殖医学、病理、影像以及产科等多学科专家协作。妇科肿瘤专家制订治疗方案，评估肿瘤风险；生殖医学专家指导促排卵、胚胎冷冻及移植时机；病理专家负责精准诊断，动态评估治疗反应；产科专家负责孕期全程监护，处理胎盘异常等高危因素。

健康加油站

什么是多学科诊疗

多学科诊疗（multiple discipline treatment，MDT）是指由多个相关学科的专家组成协作团队，针对复杂疾病（如癌症）共同制订个性化诊疗方案的模式。在子宫内膜癌保留生育功能治疗中，MDT 通过整合不同学科的专业意见，平衡肿瘤治疗与生育需求，提升疗效和安全性。MDT 的优势包括提高诊断的准确性，多学科协作中减少误诊；优化治疗决策，避免单一学科的局限性；改善妊娠结局，采用辅助生殖技术提升妊娠率；降低复发风险，通过规范随访和预防措施以降低复发率。

（韩凌斐　王　薇）

37. 得了子宫内膜癌能保留卵巢吗

关键词
子宫内膜癌 卵巢

对于确诊子宫内膜癌的无生育要求的绝经前女性来说，切除子宫是最佳选择，但能否保留卵巢是一个重要问题。卵巢保留关系到激素分泌、生活质量，其重要意义不言而喻。

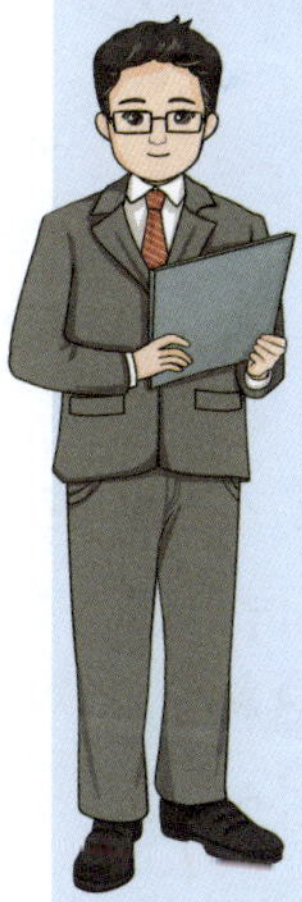

专家说

评估 能否保留卵巢，需要结合患者的年龄、肿瘤分期、病理类型及有无转移风险来综合判断。符合以下条件的患者，才适合考虑保留卵巢：年龄小于 45 岁，肿瘤直径小于 2cm，侵犯肌层小于 50%，病理类型为低级别子宫内膜样腺癌，术前影像学检查和术中检查均无转移迹象，没有乳腺癌相关基因 / 林奇综合征家族史。如果属于浆液性癌、透明细胞癌以及癌肉瘤等高危类型，或有家族性肿瘤遗传史（如林奇综合征），则不建议保留卵巢。

保留卵巢的利弊分析 保留卵巢有诸多益处，如维持雌激素水平，避免卵巢切除术后雌激素骤降引发的潮热、骨质疏松和心血管疾病风险增加，减少手术绝经导致的性功能障碍、认知能力下降等问题，提升生活质量。不过也存在一定风险，研究表明，5%~25% 的年轻患者可能存在隐匿性卵巢转移，即术中看起来正常，但卵巢已经存在微小转移灶。大规模研究显示，严格筛选后保留卵巢不会明显降低 5 年生存率。

保留卵巢的规范操作 子宫内膜癌患者若想保留卵巢，医生在术中需要规范操作，包括切除子宫、双侧输卵管，清扫淋巴结或前哨淋巴结并进行活检。术中应仔细观察卵巢外观，确认卵巢无肉眼病灶，可疑区域须送快速病理检测，确保安全后方可保留。

特殊情况的处理建议 年龄大于 45 岁的未绝经者或存在心血管疾病高危因素者，如有强烈的保留卵巢的意愿，医生可在充分评估的基础上权衡利弊，考虑保留卵巢的可能性，但患者应当充分知晓术后复发风险。

健康加油站

Ⅱ型子宫内膜癌

Ⅱ型子宫内膜癌是子宫内膜癌的一种亚型，与传统的Ⅰ型子宫内膜癌（雌激素依赖性肿瘤）不同，属于非雌激素依赖性肿瘤，主要病理亚型包括浆液性癌、透明细胞癌、癌肉瘤和未分化癌，具有侵袭性强、恶性程度高、预后较差的特点。Ⅱ型子宫内膜癌占所有子宫内膜癌的 10%~20%，多见于老年女性，但年轻患者也可能发生。

（韩凌斐　王　薇）

38. 得了**妊娠滋养细胞肿瘤**，还能保留**生育功能**吗

关键词

妊娠滋养细胞肿瘤　生育功能

妊娠滋养细胞肿瘤（GTN）是一组源于胎盘滋养细胞的疾病，包括侵蚀性葡萄胎、绒毛膜癌、胎盘部位滋养细胞肿瘤（PSTT）和上皮样滋养细胞肿瘤（ETT）。这类疾病好发于育龄女性，且多数患者有强烈的生育需求。随着诊疗技术的进步，约 90% 的妊娠滋养细胞肿瘤患者可通过规范治疗实现治愈，并在符合医学原则的前提下保留生育功能。

专家说

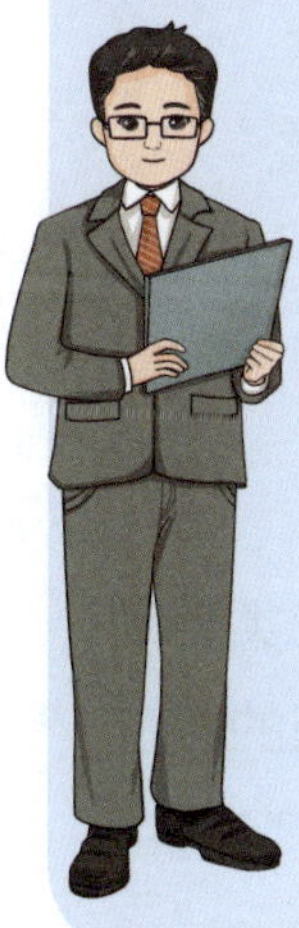

高治愈率与生育力保留　妊娠滋养细胞肿瘤对化疗非常敏感，尤其是侵蚀性葡萄胎和绒毛膜癌，低危患者通过单药化疗治愈率可达 95% 以上，高危患者联合化疗治愈率也超过 80%。由于患者多为 20~40 岁育龄女性，高治愈率是保留生育功能的基础，因此医学界在治疗中始终将保留生育功能作为重要目标。

分层治疗与卵巢保护　医生会根据肿瘤分期和预后评分（如年龄、前次妊娠类型、治疗前 hCG 水平、转移灶数目及部位等）将患者分为低危组和高危组。低危组患者通常首选单药化疗，避免多药联用，减少

卵巢损伤；高危组患者则需要联合化疗，但优先选择不含烷化剂的方案，避免使用损伤卵巢功能的药物。化疗后3~6个月卵巢功能多可恢复，年轻患者罕见永久性闭经，但高剂量化疗须谨慎。

保守性手术，精准切除病灶 在治疗妊娠滋养细胞肿瘤时，手术主要用于耐药病灶切除或急诊止血，关键是在保留子宫的同时彻底切除肿瘤。子宫病灶切除术适用于血hCG水平低、病灶局限者。研究显示，术后患者妊娠率可达83.8%，活产率达77.4%，且复发率与常规治疗相当。手术多在化疗间期、血hCG接近正常时进行，术前应明确病灶范围，术后应进行巩固化疗。

治疗后妊娠的注意事项 备孕时需要严格把握时机，在完成全部化疗疗程、血hCG水平正常≥12个月，且影像学检查无病灶时方可考虑怀孕，以降低胎儿畸形和流产风险。孕期应按高危妊娠处理，定期进行hCG监测及影像学检查，警惕复发或胎盘异常。分娩后应对胎盘进行病理学检查，并持续监测hCG至产后1年。

健康加油站

中间型滋养细胞肿瘤

中间型滋养细胞肿瘤（PSTT/ETT）是一类相对少见的妊娠滋养细胞肿瘤，通常对常规化疗药的反应较差。然而，随着医学技术的发展，针对这类肿瘤的治疗方法也在不断进步。

对于局限性病灶患者，通过子宫病灶切除和术后化疗，约 60% 的患者可保留生育功能。根据患者的病情，医生会量身制订治疗方案，最大程度保障治疗效果和生育功能。患者术后需要定期随访，及时发现复发风险。

（韩凌斐　王　薇）

第二章

女性高发肿瘤

一

乳腺癌

1. 女性为什么会患**乳腺癌**

乳腺癌是全球女性发病率最高的恶性肿瘤，严重威胁女性健康。了解其成因、预防措施及如何面对家人患病，对提升公众健康意识和改善患者生活质量意义重大。

关键词

遗传因素 激素水平 乳腺增生

专家说

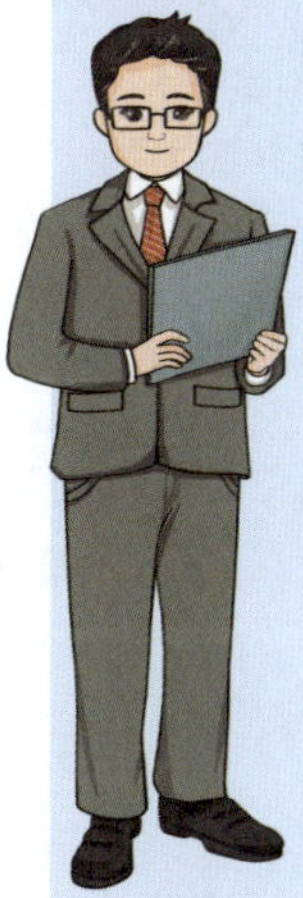

乳腺癌的流行病学 目前乳腺癌已成为全球新发病例数最高的恶性肿瘤，约占恶性肿瘤新发病例总数的11.7%。乳腺癌已成为中国女性最常见的恶性肿瘤，且发病年龄逐渐年轻化。

乳腺癌的高危因素

遗传因素：一级亲属中有乳腺癌病史者，乳腺癌发病风险是普通人群的2~3倍。其中特定的基因突变，如*BRCA1*和*BRCA2*，会显著增加乳腺癌的发病风险。

激素水平：高雌激素水平与发病风险升高相关，如月经初潮早、绝经晚、未生育以及初产年龄大，不规范的激素替代治疗也会增加发病风险。

生活方式：营养过剩、肥胖、高脂饮食以及过度饮酒等会增加乳腺癌的发病率，肥胖尤其会增加绝经后女性的发病风险。

射线暴露：儿童时期接受胸部放疗是致病因素之一。

乳腺疾病：乳腺上皮不典型增生等会提升发病风险。

心理因素：精神创伤、家庭不幸、性格孤僻、抑郁、暴躁等不良心理与精神因素可能与发病有关。

乳腺增生及乳腺结节与乳腺癌的关系 乳腺增生通常不会增加乳腺癌的风险，而乳腺结节的恶性风险应根据 BI-RADS 分级判断，4 级及以上结节须及时进行病理检查。

如何预防乳腺癌 饮食上，应多摄入富含膳食纤维的食物，如新鲜水果和蔬菜，尤其是十字花科蔬菜和绿叶蔬菜，减少高脂和高糖食物摄入。心理上，保持积极、乐观的态度，减少精神压力。适度锻炼也很重要，每周至少进行 150 分钟中等强度运动，如快走或游泳，有助于保持健康体重，降低雌激素水平，从而减少乳腺癌的发病风险。

健康加油站

得知家人罹患乳腺癌后应该做些什么

当家人被诊断出乳腺癌，提供情感支持和实际帮助至关重要。除了要了解乳腺癌的基本信息，包括治疗方法和预后，以便与患者更好地沟通外，还要鼓励患者保持积极的生活态度，参与社交活动，这有助于提高治疗效果和生活质量。同时，患者及其家庭可参与乳腺癌患者关爱活动，寻求专业心理支持和咨询，这些活动和互助组织可以帮助患者应对心理挑战。家庭成员应共同面对，为患者创造温馨的生活环境，帮助她们重返社会，实现自我价值。

（姚广裕　聊识君）

关键词

乳腺癌　自我检查　乳腺彩超

2. 如何判断自己是否患有**乳腺癌**

乳腺癌作为全球女性最常见的恶性肿瘤，及早发现和治疗至关重要。

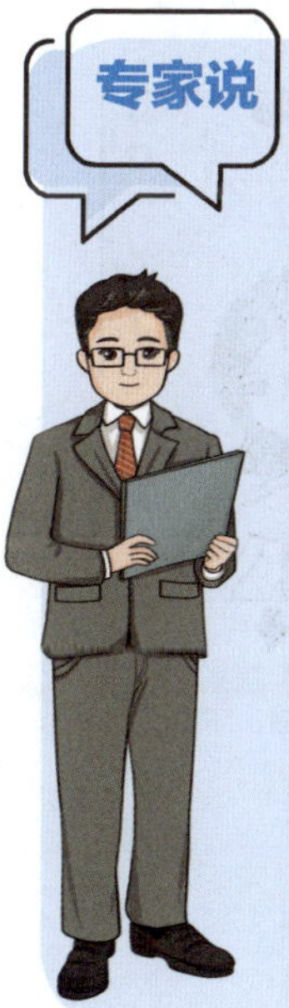

常见表现　乳腺癌早期症状包括乳房肿块、乳头溢液、乳头或乳晕异常、腋窝淋巴结肿大及乳房皮肤改变等。注意，男性也可能患乳腺癌。

正确的乳腺自我检查方法　可以通过“看、触、卧、拧”的方法进行自我检查。月经正常的女性，月经来潮后第 9~11 天是乳腺检查的最佳时间。具体步骤如下。

看：站立或坐于镜前，观察双侧乳房的大小、形态、皮肤及乳头有无异常。

触：右手上提至头部后侧，用左手检查右乳，以指腹轻压，由乳头向外进行环状触摸；同法检查左乳，注意乳晕及腋窝。

卧：平躺，使用相同的手法检查乳房。

捏：以拇指和示指压乳头，注意有无异常分泌物。

如何早期筛查 发现早期症状须定期进行自我检查及医学检查。一般风险女性 40 岁开始定期筛查，高危人群可提前至 40 岁以前，每 1~2 年筛查 1 次。筛查以乳腺超声和乳腺钼靶检查为主，根据我国女性的特点，首选乳腺超声检查。乳腺钼靶检查对乳腺癌筛查敏感度约为 85%，但对致密腺体敏感度较低。

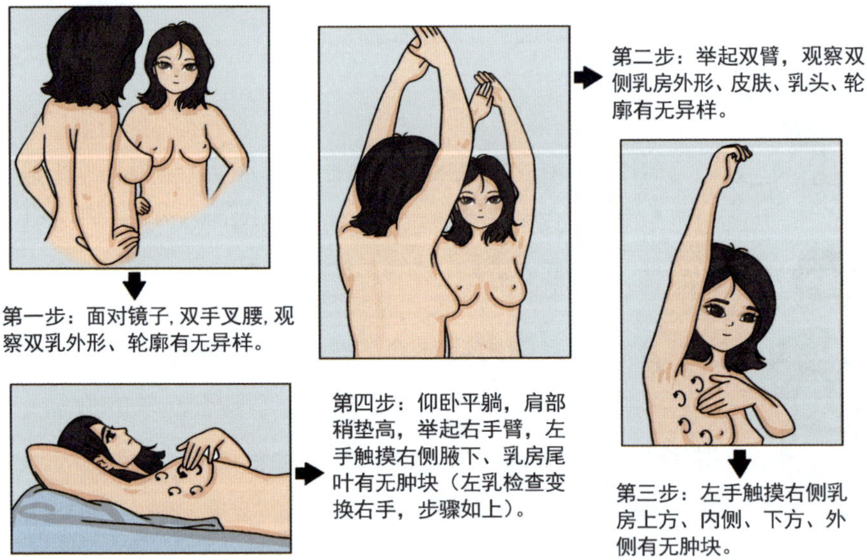

乳房的自我检查方法

健康加油站

如何看懂自己的乳腺影像报告

定期复查和早期发现 了解报告分类有助于理解检查结果，定期检查和早期发现是提高治疗效果和生存率的关键。乳腺影像报告中常见表达及其含义如下。

BI-RADS 0 级：须进一步行影像学检查。

BI-RADS 1 级：超声检查正常，无须处理。

BI-RADS 2 级：良性病变，每年体检即可。

BI-RADS 3 级：可能为良性病变（恶性可能性 <2%），建议 3~6 个月复查。

BI-RADS 4 级：可疑病变，恶性风险为 2%~95%，分为 4a、4b、4c。

BI-RADS 5 级：高度怀疑恶性病变（恶性可能性 ⩾ 95%）。

BI-RADS 6 级：已被病理学证实为恶性结节。

（聊识君　姚广裕）

3. 如何选择乳腺癌的手术方式

确诊乳腺癌后，手术通常是治疗的第一步，但手术方式并非“一刀切”。主要有乳房切除术与乳房保留术两种，各有利弊与适应证。

关键词
乳房切除术 乳房保留术

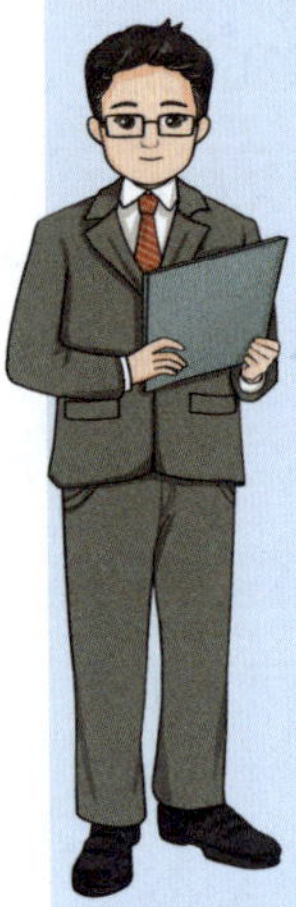

专家说

乳房切除术（简称“切除术”）适用于肿瘤较大、多病灶或携带高危基因的患者，能降低复发风险。虽有心理影响，但术后可通过重建恢复乳房外形与自信。乳房保留术（简称“保乳术”）适合肿瘤较小、位置明确的早期患者，保留乳房外观，术后需要进行放疗以控制复发，受到越来越多年轻患者的欢迎。

哪些因素影响手术方式的选择　手术方式须结合肿瘤大小、分期、位置、分子特征及患者健康状况和个人意愿综合判断。肿瘤较小、位置合适者适合保乳术；肿瘤广泛或携带高危基因者更适合切除术。分期越晚，越倾向选择全切并清扫腋窝淋巴结。患者关注点不同也影响决策，有人更重视外观，有人更在意安全。

术后重建　对于选择切除术的患者，乳房重建是提升生活质量的重要手段。重建方式包括自体组织转移或假体植入。是否重建应结合患者的身体状况、经济能力和个人意愿综合决定。

如何选择适合的手术方式　医患之间的沟通至关重要。应在医生的指导下，结合患者的病情、遗传背景及意愿作出手术选择。沟通充分、制订个性化治疗方案，才能兼顾疗效与生活质量。

没有完美的选择，只有适合的选择　乳腺癌手术方式没有绝对优劣，关键是适合患者。在安全性与外观、身体治疗与心理恢复之间取得平衡，是每位患者与医生共同面对的课题。积极配合、坦诚沟通，才能赢得治疗与生活的双重胜利。

专家云课堂

中年女性必须知道的乳腺癌筛查

（孔祥溢）

4. 如何选择乳腺癌的内分泌治疗方式

内分泌治疗是激素受体阳性乳腺癌的重要治疗方式，通过抑制或阻断雌激素作用，延缓肿瘤生长。治疗方案的选择需要综合考虑患者的绝经状态、复发风险、身体状况与个人偏好。

关键词：选择性雌激素受体调节剂　芳香化酶抑制剂　卵巢功能抑制

专家说

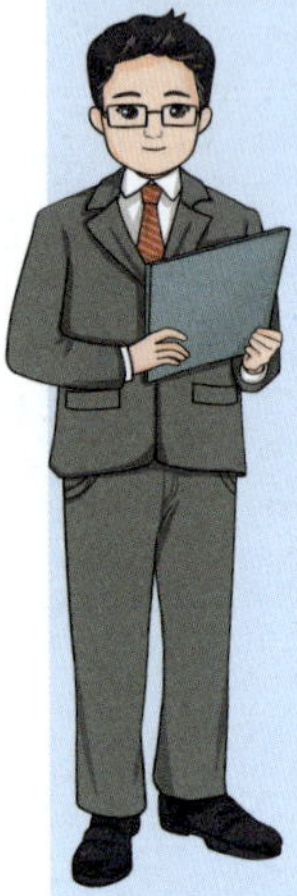

内分泌治疗的适应证与基础原理　内分泌治疗适用于雌激素（ER）和/或孕激素（PR）受体阳性的患者。治疗原理是阻断雌激素来源或其受体，减少肿瘤细胞生长刺激，从而延缓疾病进展。

主要的内分泌治疗药物有哪些

选择性雌激素受体调节剂（SERMs）：以他莫昔芬为代表。适用于绝经前女性，也可用于绝经后女性，阻断雌激素受体，疗程常为 5 年，高危者可延长至 10 年。不良反应包括潮热、情绪波动，少数出现子宫内膜增生。

芳香化酶抑制剂（AIs）：如来曲唑、阿那曲唑、依西美坦，适用于绝经后女性，抑制雌激素合成，疗效强于他莫昔芬，但应警惕骨质疏松和关节疼痛。

卵巢功能抑制剂（OFS）：用于绝经前高危患者，常与他莫昔芬或 AIs 联合，显著降低雌激素水平，增强疗效。常引起绝经样症状，需要心理和身体支持。

如何根据个人情况选择合适的治疗方案

绝经状态：绝经前多用他莫昔芬 ±OFS，绝经后多选择 AIs。

复发风险和个体化治疗：高风险者建议延长疗程或联合治疗。

不良反应和生活质量：应定期监测骨密度、血脂等，必要时进行干预。

医生与患者是关键 内分泌治疗的治疗周期长、个体差异大，医患双方应密切沟通，动态调整治疗方案，平衡疗效与生活质量。

（孔祥溢）

5. 如何选择乳腺癌的 化疗方式

确诊乳腺癌后，化疗常是重要的治疗手段，但并非一套方案适用于所有患者。应根据乳腺癌的分型、分期、患者的身体状况及个体耐受性制订个性化化疗方案，以达到最大治疗效益、最小不良反应。

专家说

化疗的作用

在乳腺癌治疗过程中，化疗扮演了多个关键角色，主要包括以下三方面。

术前的“新辅助化疗”：用于缩小肿瘤，提高手术可行性，适用于肿瘤大、位置复杂或有淋巴转移者。

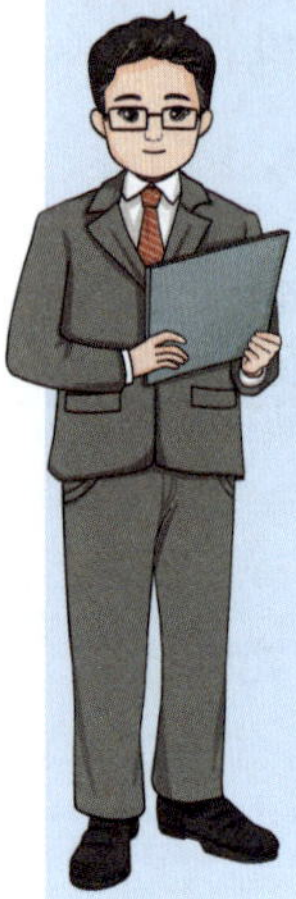

手术后的“辅助化疗”：清除可能残留的肿瘤细胞，降低复发风险，适用于中、高风险的早期乳腺癌患者。

晚期或转移性乳腺癌的控制：对于已经出现转移的乳腺癌患者，化疗可以帮助控制肿瘤细胞在体内的扩散，缓解症状、延长生存期。

化疗方案的选择不仅要抑制肿瘤生长，还要兼顾生活质量。化疗方案需要根据多种因素进行个性化调整，以下是关键的决定因素。

乳腺癌的分型

三阴性乳腺癌：对于三阴性乳腺癌（*ER*、*PR*、*HER2* 均为阴性）患者来说，化疗通常是主要治疗手段，因为这类乳腺癌缺乏靶向药。这类患者常使用蒽环类（如多柔比星）和紫杉类（如紫杉醇）药物组合，治疗效果显著。

HER2 阳性乳腺癌：通常使用化疗联合靶向治疗（如曲妥珠单抗）以提高疗效。这种组合能有效抑制 *HER2* 基因活跃的肿瘤细胞。

激素受体阳性乳腺癌：对于这类患者，化疗通常和内分泌治疗联合。这类肿瘤对化疗敏感度相对较低，但对于高危复发的患者，化疗和内分泌疗法联合效果较好。

乳腺癌的分期 早期（尤其是Ⅰ期、Ⅱ期）和晚期乳腺癌患者的化疗方案不同，早期患者多采用较温和的方案，而晚期患者往往需要更强的药物组合来控制病情。

患者的健康状况和耐受性 年龄、体力，心、肝、肾功能等都会影响药物的选择和剂量设计。年长或体弱者常要调整剂量或选择毒性较低的药物。

药物的潜在不良反应 如蒽环类药物可能导致心脏毒性，紫杉类药物可能引发神经病变。医生会根据患者的个体情况权衡药效与安全性，并辅以止吐药、增加白细胞的药物等减轻不良反应。

常见的化疗药及其应用

蒽环类药物（如多柔比星和表柔比星）：这类药物是乳腺癌化疗的经典选择，对乳腺癌有显著的抑制效果。然而，这类药物有心脏毒性，特别是长期使用，可能对心脏造成损害，因此需要定期进行心脏监测。

紫杉类药物（如紫杉醇和多西他赛）：在抑制肿瘤细胞增殖方面表现出色，尤其对三阴性乳腺癌效果较佳。这类药物的主要不良反应包括周围神经病变，可能引起手指或脚趾麻木感，治疗过程中医生会监测患者的神经反应。

烷化剂类药物（如环磷酰胺）：这类药物可以抑制肿瘤细胞DNA 合成，常与其他化疗药联合使用，适合中、晚期或需要高强度治疗的患者。

抗代谢药物（如氟尿嘧啶）：这类药物通过干扰细胞代谢过程来抑制肿瘤生长，适合对内分泌治疗反应较差的 *HER2* 阳性或三阴性乳腺癌患者。

化疗的周期与个性化调整 化疗通常以周期为单位进行，通常每个周期为 2~3 周，每个疗程包括 4~6 个周期。具体的周期和疗程安排会根据患者的病情决定。例如，早期患者可能只需要 4 个周期的辅助化疗，而晚期患者可能需要更多周期的维持治疗。医生会根据患者对化疗的反应调整剂量或药物组合，确保治疗的安全性和效果。

化疗期间的生活管理与心理支持 化疗不良反应，如脱发、疲乏、恶心，需要通过营养支持、适度运动、规律作息等方式缓解。心理支持同样重要，家人陪伴与专业辅导有助于减轻患者的情绪负担，提高治疗的依从性。科学制订、动态调整方案，结合良好的生活管理和医患合作，才能实现最佳治疗效果与生活质量的平衡。

（孔祥溢）

6. 如何选择乳腺癌的靶向治疗方式

乳腺癌的靶向治疗可以“精准打击”病灶，关键在于找到合适的“靶点”。是否适用、何时启动、如何权衡疗效与不良反应，这些都需要根据病情科学判断。

专家说

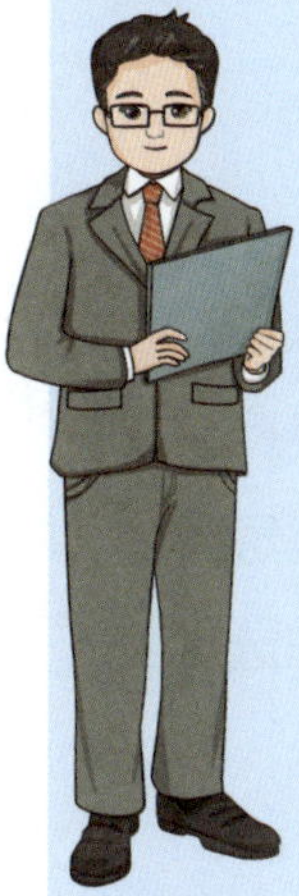

明确自身是否有“靶点” 靶向治疗首先要确认肿瘤是否表达特定靶点。*HER2* 是最常见的乳腺癌靶点，*HER2* 阳性患者因肿瘤细胞表面 HER2 蛋白表达升高，可从曲妥珠单抗等靶向药中获益。三阴性乳腺癌缺乏传统靶点，一直是靶向治疗的难点。但新近研究发现，部分 *BRCA* 基因突变的患者可能从 PARP 抑制剂中获益，为三阴性乳腺癌患者的治疗带来了新希望。

靶向治疗何时开始 *HER2* 阳性患者常在术前接受靶向治疗联合化疗（新辅助治疗），以缩小肿瘤、提高手术成功率；术后继续使用靶向药（辅助治疗）则可降低复发风险。治疗时机和方案应根据病情分期、肿瘤特征等综合决定。

曲妥珠单抗是治疗 *HER2* 阳性乳腺癌的核心药物，能显著降低复发率，提高生存率，对早期 *HER2* 阳性乳腺癌患者疗效显著，有望实现临床治愈。

靶向治疗的不良反应 靶向治疗虽有效，但如曲妥珠单抗可能引发心脏不适，需要定期检查。医生会根据患者的年龄、基础疾病等因素，灵活调整药物种类和疗程。

沟通 靶向治疗效果因人而异。医生会与患者沟通，综合肿瘤特征和患者情况，制订最佳治疗策略。

（孔祥溢）

关键词

靶点 靶向治疗

7. 如何选择乳腺癌的**免疫治疗**方式

关键词

乳腺癌　分子亚型　生物标志物

免疫治疗主要是通过激活或加强人体自身免疫系统，以辨认和攻击肿瘤细胞；过程中对正常细胞的影响相对较小，因此不良反应相对较轻微。不过，免疫治疗仍有可能引发免疫系统过度活跃，导致身体出现各种不良反应，如皮肤反应、肌肉疼痛。医生和患者在选择免疫疗法时需要考虑哪些因素呢？

专家说

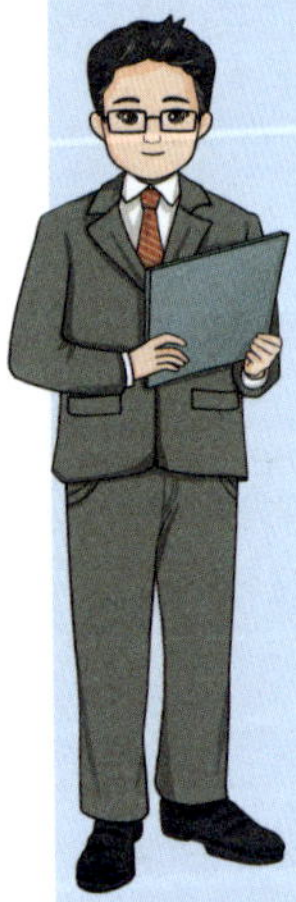

分子亚型　乳腺癌有不同亚型，如三阴性乳腺癌（TNBC）、激素受体阳性乳腺癌（HR+）和*HER2*阳性乳腺癌。免疫治疗的选择常与乳腺癌的亚型有关。目前，分子分型中免疫治疗疗效高低排列分别是三阴性乳腺癌、*HER2*阳性乳腺癌、激素受体阳性乳腺癌。

生物标志物　检测包括PD-L1表达水平和肿瘤突变负荷（TMB）、肿瘤浸润淋巴细胞（TILs），可以帮助判断免疫治疗的潜在效果。一般来说，PD-L1阳性、TMB高或TILs高密度的肿瘤可能对免疫治疗反应更好。

患者身体状况　患者的年龄、基础健康状况、合并症等都会影响免疫治疗的选择和耐受性。医生需要全面评估患者的身体状况，以确保选择最合适的治疗方案。

免疫治疗药物 目前主要的乳腺癌免疫治疗药物有三种：阿替利珠单抗，是全球首款用于三阴性乳腺癌的免疫治疗药物；帕博利珠单抗，联合化疗治疗 PD-L1 阳性的局部复发性不可切除或转移性三阴性乳腺癌（TNBC）患者；度伐利尤单抗，有研究在新辅助化疗中合用可以提高获益。

健康加油站

乳腺癌患者如何选择免疫治疗

免疫治疗是癌症治疗的新兴方向，随着研究的深入，其应用范围和疗效有望进一步扩大。

联合疗法 有研究正在探索将免疫治疗与化疗、靶向治疗以及内分泌治疗等结合，以提高疗效。

个体化治疗 通过基因组学和生物标志物分析，制订个体化免疫治疗方案，以提高治疗效果。

临床试验 参与临床试验可能是一个重要的选择，特别是对于晚期或复发性乳腺癌患者。临床试验可能提供最新的免疫疗法和使用新药的机会。

医患沟通与个性化治疗 患者在选择免疫治疗时应与医生进行充分沟通，医生会综合考虑多方面因素，以制订最合适的治疗方案。

（钟慕仪）

8. 如何选择乳腺癌的放疗方式

关键词：乳腺癌　外照射放疗　内照射

放疗是乳腺癌多种治疗方式中重要的一种，尤其是在手术后，目的是减少局部复发风险。那么如何确定是否需要放疗或者选择哪些时机、哪些方式进行放疗呢？

专家说

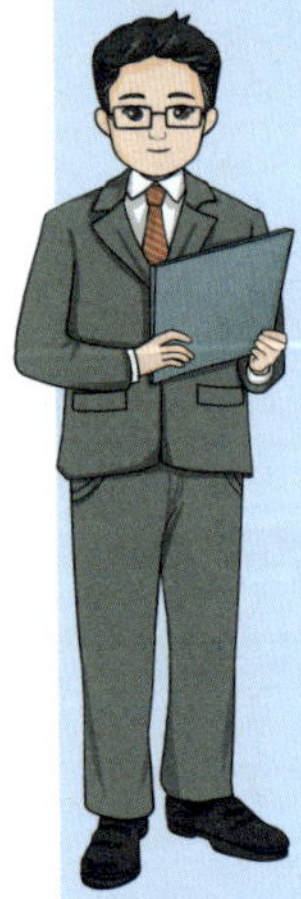

以下情况建议选择放疗以改善病情 ①为了减少乳腺癌术后的局部复发率，尤其是在保乳术后；②部分无法手术切除的肿瘤或者局部复发者，为了控制肿瘤的生长和转移；③转移性乳腺癌患者，特别是局部疼痛明显的骨转移患者。

放疗的类型 主要包括以下两种类型，具体的方案要与放疗专科医生进一步确认。

外照射放疗：采用高能射线（如X线）对肿瘤区域进行照射。通常用于乳房全切术后和保乳术后、局部复发和腋窝淋巴结有转移的患者。

内照射（近距离放疗）：将放射源直接放置在肿瘤或其附近，适用于保乳术后，肿瘤较小的早期患者。

放疗时机及时长 手术后，通常需要确保伤口愈合，患侧上肢能抬高到定位需要的高度，术后1个月左右可以开始放疗。肿瘤晚期或者复发、减缓症状的患者，需要与医生共同商讨适宜的时间。放疗总疗程一般在 3~6 周，每天 1 次，每次几分钟，通常放疗 15~30 次，对于部分患者可能只需要 5 次左右的放疗。

健康加油站

乳腺癌患者放疗的不良反应和应对方式

放疗可能产生的不良反应 ①皮肤反应：包括红肿、干燥、脱皮和色素沉着；②疲劳：许多患者在放疗过程中会感到疲劳；③乳房变化：可能出现乳房肿胀、硬化或触痛；④长期影响：在一些情况下，可能导致心脏或肺长期损伤，尤其是在左侧乳腺癌的放疗中。

不良反应的应对方式 ①皮肤护理：使用无香料的保湿剂，避免使用刺激性护肤品，保持皮肤清洁；②管理疲劳：合理安排休息和活动时间，保证良好的营养摄入；③定期复查与随访：放疗后定期到门诊复查，以便医生能够监测任何可能的不良反应及病情变化，作出相应的处理。

放疗在乳腺癌的治疗过程中起着重要作用，适当放疗可以显著降低复发率并提高生存率。患者在接受放疗前，应与医生密切沟通，了解放疗的目的、过程、可能的不良反应及管理措施，以获得最佳治疗效果。

（钟慕仪）

9. 乳腺癌会**遗传**吗

关键词 乳腺癌 遗传 基因突变

乳腺癌有遗传倾向，但并不是所有乳腺癌患者都是遗传造成的，也就是说不是所有乳腺癌都会遗传给下一代。只有大约 10% 的乳腺癌患者具有遗传倾向，而这种患者很可能有敏感的突变基因，最常见的是 *BRCA1* 和 *BRCA2*。

专家说

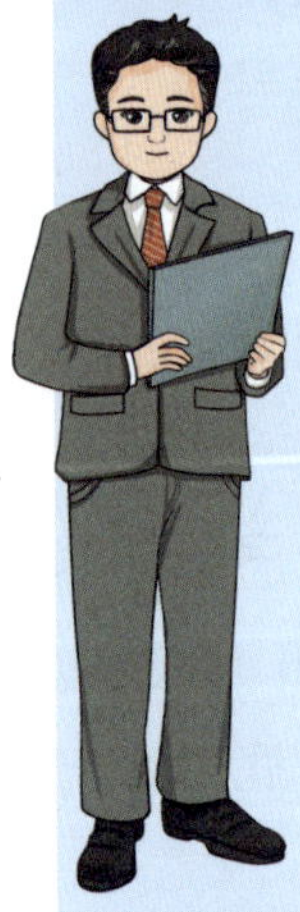

乳腺癌的遗传风险 首先要了解患者家族中是否有乳腺癌、卵巢癌或其他相关癌症（如前列腺癌、胰腺癌）患者，特别关注直系亲属（如母亲、姐妹、女儿）和近亲（如外祖母、姑姑、姨妈）。如果在家族中，乳腺癌或其他相关癌症患者较多，可能意味着遗传风险较高，应该找医生进行遗传咨询。

存在乳腺癌相关基因突变可以做些什么

定期监测和筛查：医生可能建议在 30 岁或更早时开始进行乳腺 X 线检查（乳腺钼靶检查）和 B 超检查，甚至 MRI 检查。

药物预防：某些药物（如他莫昔芬）可以降低高风险女性患乳腺癌的风险。

预防性乳腺切除：对于高风险女性，特别是那些携带 *BRCA1* 或 *BRCA2* 基因突变的女性，可以考虑进行预防性乳腺切除术（即双侧乳腺切除术），以显著降低患乳腺癌的风险。

有基因突变的乳腺癌患者的用药 对于携带突变基因的乳腺癌患者，特别是 *BRCA1* 和 *BRCA2* 基因突变，PARP 抑制剂（奥拉帕利、维利帕尼、他拉唑帕利等）是重要的靶向治疗选择。

健康加油站

乳腺癌的遗传易感性

BRCA 基因是乳腺癌和卵巢癌易感基因的缩写，包括 *BRCA1* 基因和 *BRCA2* 基因，是人体中非常重要的修复 DNA 和抑制肿瘤细胞生长的基因。如果这两个基因突变，修复功能失效，将使有缺陷的 DNA 在细胞内堆积，容易导致细胞癌变。

（钟慕仪）

10. 乳腺癌可以**治愈**吗

如果在乳腺癌早期阶段进行及时、规范的手术和辅助治疗（如化疗、放疗或内分泌治疗），5 年甚至更长时间内没有复发和转移，则被认为是“临床治愈”。

关键词 乳腺癌 分期 分型

专家说

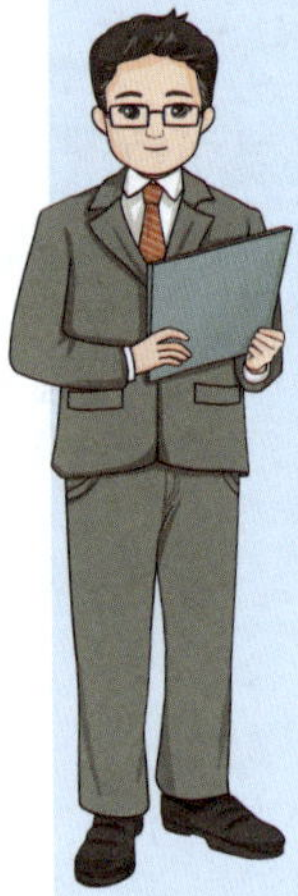

分期的影响 浸润性乳腺癌根据肿物的大小、是否有淋巴转移和远处转移可以分为Ⅰ～Ⅳ期。分期越早，治愈率越高。Ⅰ期患者5年生存率可达99%，10年生存率超过80%；Ⅱ期患者5年生存率大于90%，10年生存率超过60%；Ⅲ期患者5年生存率不足80%，10年生存率约为50%；Ⅳ期患者5年生存率只有约30%。

分型的影响 需要结合患者的具体情况判断。管腔型A型乳腺癌预后较好，生存率高、复发率低；*HER2*阳性患者预后较差，较容易出现复发与转移；三阴性乳腺癌预后差，容易出现转移。

健康加油站

乳腺癌患者在恢复期的注意事项

定期复查 按照医生的建议定期复查，包括影像学检查和血液学检查，以监测是否有复发或转移迹象。

饮食与营养 均衡饮食，确保摄入足够的水果、蔬菜、全谷物和优质蛋白。合理的营养摄入有助于增强免疫力。

适度运动 有助于增强体力、改善情绪和减轻疲劳，如散步、瑜伽或游泳。运动过程中如感到不适，应该及时休息，避免过度疲劳。

心理健康 恢复期患者可能经历焦虑、抑郁等情绪，可以通过学习冥想、深呼吸或其他放松技巧以减轻压力。必要时建议寻求心理医生的帮助。

生活方式调整 戒烟、限酒，规律作息，保持健康体重。

（钟慕仪）

二

肺癌

11. 为什么女性**肺癌**发病率越来越高

关键词：肺癌 年轻化 二手烟

在全球范围内，肺癌的发病率呈上升趋势。据世界卫生组织国际癌症研究机构（IARC）发布的全球癌症负担数据显示，肺癌是发病率第二高的癌症，每年新发病例数约 220 万例。肺癌是癌症死亡的主要原因之一，每年因肺癌死亡的人数约 180 万例，死亡率居所有癌症之首。既往，肺癌为中老年人高发，但近年来有年轻化趋势，40~50 岁患者比例有所上升。女性肺癌的发病率上升较快，在部分肺癌类型（如肺腺癌）中女性发病率已超过男性。

专家说

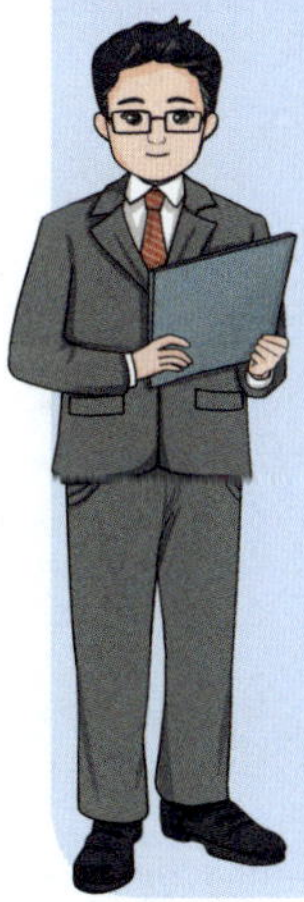

女性肺癌发病率越来越高的原因如下。

吸烟女性增多 特别是年轻女性，吸烟会进一步增加罹患肺癌的风险。

二手烟的危害 女性和儿童往往是二手烟的直接受害者，特别是在发展中国家。世界卫生组织指出，女性和儿童常无法获得一个非吸烟环境，包括在自己的家中。吸食二手烟会令不吸烟者患肺癌的概率增加 20%~30%，而且全球每年有 43 万人死于吸食二手烟，其中 64% 为女性。

空气污染和雾霾 外部环境因素也是导致近年来肺癌发病率上升的主要原因，如汽车尾气、雾霾、风沙。

厨房隐患 特别是家庭主妇，每天暴露在油烟下烧饭。在中国，煮饭和供暖产生的室内煤火与不吸烟女性罹患肺癌有关。同时烹调中煎、炒、烹、炸释放的油烟含有大量 $PM_{2.5}$，对肺部伤害很大。

遗传因素 临床研究表明，如果家中有直系亲属患肺癌的要特别注意筛查，特别是 45 岁以后。

药物的使用 临床研究表明，服用血管紧张素转换酶抑制剂有增加肺癌的风险。这种风险随着服药年限的增加而增加，服用 5 年以上风险为 22%，超过 10 年则增加到 31%。但具体到个人，绝对风险其实还是很低的，相当于每 1 000 个人每年有 1.6 个人患肺癌。

（王 泽 邵文龙）

12. 肺癌有哪些早期症状及筛查方法

早期肺癌缺乏明显症状，甚至没有任何先兆，待疾病进展、恶化时才出现明显疾病表现。

专家说

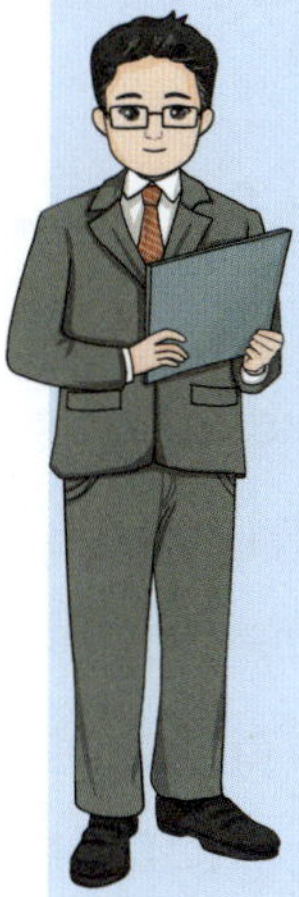

肺癌的早期症状　早期肺癌一般没有明显症状，一些患者可能突然出现咳嗽并持续一段时间，咳嗽、少量咯血，呼吸急促，深呼吸、大笑时出现胸痛，声音变得嘶哑，食欲下降，体重无故下降，支气管炎、肺炎等反复发作。

常用的肺癌筛查方法

胸部X线检查：是发现肺癌的最基本方法，但对于直径小于1cm的病变难以检测与判读，检查有死角，对早期诊断帮助不大。

低剂量计算机体层摄影（LDCT）：目前被认为是检测肺癌最有效的方式，能检测直径小于0.3cm的肿瘤，检查无死角，能帮助医生判断分期。

支气管镜检查及取样活检：通过支气管镜检查可以发现气管内的肿物，并能直接取样做进一步的病理学检查，帮助医生判断分期以及肿瘤的性质。

基因检测：并非适用于每个患者，基因检测仅用于非小细胞肺癌，可判断患者是否适合使用靶向药。目前针对体检发现的结节进行甲基化检测，可以判断结节的风险度，对高风险的结节建议及时进行手术治疗，其准确率可达91%。

（王　泽　邵文龙）

关键词

咳嗽　咯血　支气管镜检查

13. 有**家族史**的女性如何预防肺癌

关键词 肺癌 家族史 预防

肺癌家族史是指一个家族中的多个成员患有肺癌的情况。这可能与遗传因素相关，如某些遗传基因突变或变异可能增加个体患肺癌的风险，如 *EGFR*、*ALK*、*ROS1* 等基因突变与肺癌的发生密切相关。但有这些基因突变并不意味着一定会患肺癌，只是风险相对较高。肺癌存在因生活在同一环境导致家族聚集的现象，如果家族中有多人患肺癌，其他家族成员患肺癌的概率可能增加。这可能是因为他们具有相似的生活环境（如共同暴露于二手烟、空气污染、室内氡气）和遗传易感性。

专家说

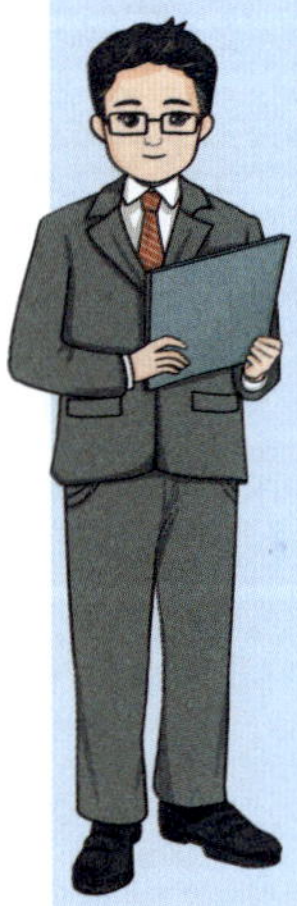

定期体检、及时就医 为了预防肺癌的发生，应该做到早诊断、早治疗，直系亲属有肺癌史的女性应该坚持每年做一次胸部低剂量螺旋 CT 检查，以确定肺部情况。在此期间如遇身体不适，应立即就医。

远离二手烟、油烟 主动远离二手烟并减少厨房油烟的吸入，采取正确的做饭方法预防肺癌。改善厨房油烟环境，降低污染指数。

均衡饮食、合理进食 饮食中适量增加有利于预防肺癌的食物。平时除了主食外，应多吃各种绿叶蔬菜和番茄等。

改善居住环境、避免烟尘污染 尽量避免或少在空气污染严重的地方停留。每天定时开窗，保持室内空气新鲜。以早、中、晚三次各通风 20 分钟为宜。实验证明，室内每换气一次，可去除室内 60% 的有害气体。

情绪平稳、心情乐观 做一些自己比较喜爱的活动，如游泳、洗热水澡、逛街、听音乐、看电视。经常给自己放假，去空气清新的郊外出游，这些方法都可以使原本紧张、焦躁的情绪得以缓解。

适当运动、增强机体免疫力 研究表明，每天走路 1 小时（速度为每小时 6km）就可以降低患癌的风险。游泳、慢跑等运动，不仅对心、肺及肌肉有益，还能令关节柔软，对预防胃癌、肠癌和肺癌尤为有效。

（王　泽　邵文龙）

14. 肺结节就是肺癌吗

随着 CT 用于肺部疾病的筛查，很多人发现自己的肺部有结节。肺结节是指在肺部影像学检查中发现的小的、局部的阴影，通常是多种原因引起的。需要明确的是，肺结节大多数是良性的，它并不等同于肺癌。

专家说

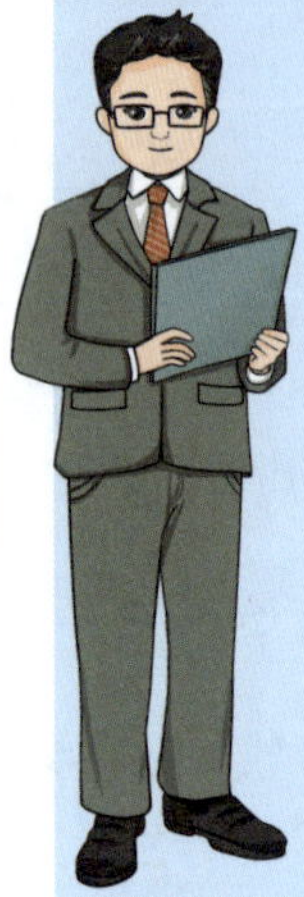

如何判断肺结节是否为肺癌

结节的外观　结节的大小、形状、边缘、位置，都是评估肺结节良恶性的关键因素。

病史　如吸烟史、家族史，也是评估肺结节良恶性的重要因素。

影像学检查　LDCT 是评估肺结节的有效工具。定期监测结节的变化是一种常见做法，特别是对于高风险人群（如长期吸烟者）。

进一步检查　如活检（穿刺或支气管镜检查）和基因检测，可以帮助确定结节是否为恶性。

血液甲基化检测　通过抽血检测甲基化片段，联合影像学检查，辅助判断结节的危险度。对于高危结节建议进行手术治疗，中低危结节则可定期随访。

（王　泽　邵文龙）

关键词：肺结节　肺癌　活检

15. 诊断**肺癌**需要做哪些检查

怀疑肺癌时，最初的诊断通常依赖影像学检查（如 X 线检查、LDCT、CT 和 PET/CT）。如果影像学检查显示可疑病变，进一步的支气管镜检查和活检可用于确认是否为癌症，并进行病理分型和分期。此外，基因和分子检测有助于为个体化治疗提供依据。

专家说

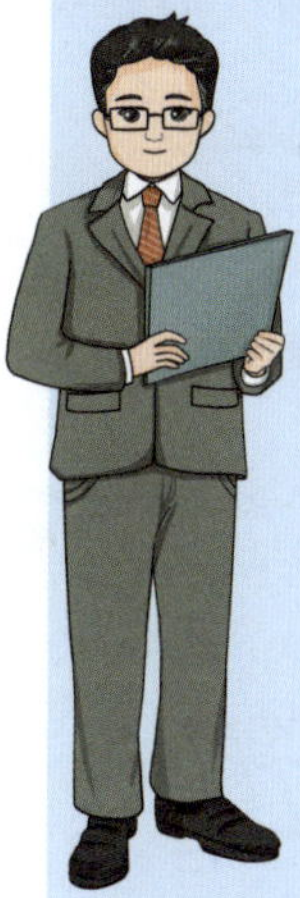

影像学检查

胸部 X 线检查：这是最常见的初筛方法，可以发现肺部的异常影像，包括肺结节、肿块或其他异常。但是，X 线对直径小于 1.0cm 的病变敏感性较低，因此可能漏诊。

低剂量计算机体层摄影（LDCT）：LDCT 被认为是检测肺癌最有效的筛查工具，尤其能发现直径小于 0.3cm 的结节。LDCT 能够提供详细的图像，有助于医生判断结节的大小、形状、位置等，进而推测是否为恶性。

正电子发射计算机体层显像（PET/CT）：结合了传统 CT 扫描和放射性示踪剂的成像，可以检测肿瘤的代谢活动，帮助评估结节是否为恶性以及是否存在远处转移。

支气管镜检查 如果影像学检查提示肺部有可疑肿块，支气管镜检查可以直接观察气道的病变部位，并进行活检或取样。此方法可用于诊断位于气道中的肿瘤。

组织学检查

针吸活检（CT 引导下穿刺活检）：对于不在气道内的肺结节或肿块，可以通过 CT 引导下穿刺活检来获取组织样本，进行病理检查。该方法常用于诊断外周型肺癌。

关键词

胸部 X 线检查

PET/CT

穿刺活检

超声支气管镜纵隔淋巴结活检：如果怀疑肿瘤已经扩散到淋巴结，医生可能建议患者进行超声支气管镜纵隔淋巴结活检，以确认肿瘤的病理类型、分期和扩散情况。

基因检测和免疫组化检测

基因检测：非小细胞肺癌患者，尤其是 *EGFR* 突变、*ALK* 重排等基因变异阳性患者，可能适合靶向治疗。通过基因检测可以为个体化治疗提供依据。

免疫组化检测：用于检测肿瘤组织中的某些特征标志物（如 PD-L1），以评估是否适合免疫治疗。

血液学检查

肿瘤标志物检测：通过检测如癌胚抗原（CEA）、细胞角质蛋白 19 片段抗原 21-1（CYFRA21-1）、神经元特异性烯醇化酶（NSE）等肿瘤标志物的水平，可以帮助医生进行诊断。但这些标志物不具有特异性，不能单独作为诊断的依据。

基因组检测：对血液中的游离肿瘤 DNA（ctDNA）进行检测，有时可以提供肺癌的分子特征，尤其是在不能进行组织活检时。

其他检查

骨扫描：如果怀疑存在骨转移，可能需要进行骨扫描或 MRI 检查。

脑部 MRI 或 CT：如果怀疑存在脑转移，医生可能建议患者进行脑部影像学检查。

（王 泽 邵文龙）

16. 有哪些**肺结节**术前定位方法

关键词

肺结节　手术　术前定位

肺结节手术是否需要术前定位取决于结节的位置、大小、性质以及患者的整体健康状况。对于一些难以通过传统方法准确定位的肺结节，术前定位是非常重要的，能够提高手术的精准性，减少对健康组织的损伤，确保结节完整切除，并降低术后的复发风险。

专家说

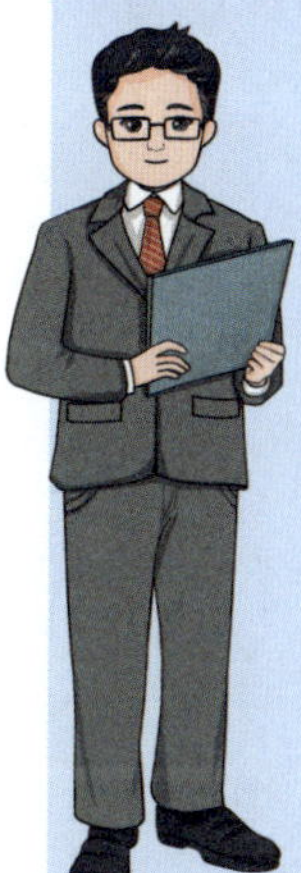

肺结节术前定位方法主要有以下几种。

CT 引导下定位　是常用的术前定位方法，特别适用于位于肺外周部（如肺尖或后部）的结节。通过 CT 扫描实时监控，医生可以精确地定位结节，从而指导手术操作。还可以在 CT 引导下进行穿刺活检，获取组织样本。

超声引导定位　在某些情况下，尤其是结节位置表浅且靠近胸壁时，超声引导可以帮助医生定位病变并进行手术切除。超声引导的优势是实时、无辐射，但对于较深或较小的结节定位不如 CT 精准。

放射性核素标记（18F- 氟代脱氧葡萄糖标记的 PET/CT）　PET/CT 可用于定位活动性较强的肿瘤。

通过放射性示踪剂标记，能够帮助医生确定结节的位置及其良恶性。

电磁导航支气管镜（ENB） 对于位置较深、难以直接取样的肺结节，ENB 可以通过电磁场技术在支气管中进行精准导航，定位结节，并帮助医生进行支气管镜下活检或切除。

标记法（钼钯标记、金属丝标记） 对于小的、难以通过常规方法定位的肺结节，可以在术前通过 CT 引导将钼钯标记或金属丝插入结节周围，这样可以在手术中更准确地定位结节。

虚拟与增强现实相结合的三维重建显示定位技术 将患者的 CT 影像导入三维重建软件，经过技术处理重构肺部结构，再利用多视点多人裸眼 3D 显示技术，可以无痛、无创、精准展示肺结节的大小、形状、位置以及与支气管、肺动脉、肺静脉的立体关系，让术者一目了然看到病灶位置，划分手术范围，既能实现根除病灶的目的，又能最大程度地保留肺组织，减少肺创伤。

肺结节的术前定位方法选择通常取决于结节的大小、位置以及患者的全身健康状况等因素。原则是尽最大可能清除结节和尽量保留更多的正常肺组织以使患者术后呼吸功能更快恢复。

（王　泽　邵文龙）

17. 肺癌有哪些**治疗方法**

肺癌的治疗通常需要根据癌症的分期、类型（非小细胞肺癌或小细胞肺癌）、患者的身体状况以及其他因素来综合评估。治疗方法包括根治性治疗（如手术、放疗、化疗）和姑息性治疗（用于缓解症状、提高生活质量）。

关键词

根治性治疗

姑息性治疗

专家说

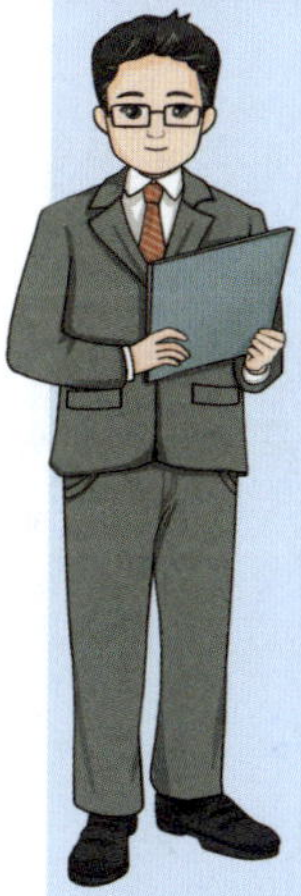

根治性治疗方法

手术：对于早期肺癌，手术切除可能是唯一的根治性治疗方式。手术的目的是完全切除肿瘤，并通过淋巴结清扫评估是否有转移。手术适应证包括肿瘤局限于肺部且没有远处转移的早期病例。

放疗：通常用于局部控制肿瘤生长，尤其是无法手术切除或术后辅助治疗的患者。

化疗：是治疗肺癌的重要手段，尤其是对于局部晚期和转移性肺癌患者。常用于小细胞肺癌（SCLC）以及部分非小细胞肺癌（NSCLC）患者。化疗可以单独使用，也可以与其他治疗方法（如放疗、靶向治疗、免疫治疗）联合使用。

靶向治疗：针对肿瘤细胞的特定基因或蛋白质，通过阻止肿瘤细胞的生长和分裂对其产生抑制作用。靶向药常用于 *EGFR* 突变、*ALK* 重排、*ROS1* 重排等驱动基因阳性的非小细胞肺癌患者。

免疫治疗：免疫检查点抑制剂（如 PD-1 抑制剂和 PD-L1 抑制剂）已成为晚期非小细胞肺癌（NSCLC）的标准治疗之一，尤其对于 PD-L1 高表达的患者，免疫治疗可以显著延长无进展生存期。

联合治疗：综合多种治疗方法常能获得更好的治疗效果。例如，术后结合化疗或放疗可以有效降低复发风险；靶向治疗和免疫治疗的联合使用可能提高治疗效果，延长患者的生存期。

姑息性治疗 主要目的是减轻患者的症状、提高生活质量，而不是治愈疾病。尤其在晚期肺癌患者中，姑息性治疗通常是治疗的主要手段，常见的姑息性治疗方法如下。

镇痛治疗：镇痛药可以缓解肺癌患者的疼痛，特别是胸痛、骨转移引起的疼痛。常用药物包括非甾体抗炎药（NSAIDs）、阿片类药物（如吗啡）和辅助药物（如抗抑郁药和抗惊厥药）。神经阻滞术（如硬膜外镇痛）也可以作为疼痛管理的一部分，尤其是对于难以控制的疼痛。

气道疏通：肺癌患者可能因肿瘤生长或转移而导致气道阻塞，引发呼吸困难。通过支气管镜或支气管内置管等方式可以缓解气道阻塞，改善呼吸。另外，放疗或冷冻治疗可用于减少肿瘤体积，缓解气道压迫症状。

呼吸支持：对于伴有严重呼吸困难的肺癌患者，使用氧疗、正压通气（如无创呼吸机）等手段可以改善呼吸困难，提高患者的舒适度。呼吸训练和肺部康复也可以帮助改善患者的呼吸功能。

营养支持：许多晚期肺癌患者会面临食欲不佳、体重减轻等问题，营养支持是姑息性治疗的重要组成部分。通过提供高能量、高蛋白的饮食或使用肠外营养来支持患者。对于吞咽困难的患者，可以考虑采用鼻胃管或胃造口术等方式提供营养。

心理和社会支持：肺癌患者往往面临情绪困扰，如焦虑、抑郁。心理治疗、社交支持小组以及家属的支持对减轻患者的精神压力、提高生活质量至关重要。临终关怀（安宁疗护）属于姑息性治疗的一部分，旨在帮助患者在生命的最后阶段获得尊严。

（王　泽　邵文龙）

18. 肺癌患者手术后有哪些康复建议

肺癌手术后的康复是一个多方面的过程，包括身体、心理、饮食、运动等的综合管理。患者应与医生和康复专家密切配合，定期检查，进行必要的辅助治疗，逐步恢复到最佳状态。适当的休息、饮食调节、运动以及心理支持，都是帮助患者顺利度过康复期的重要因素。

关键词
呼吸训练 肺功能恢复

专家说

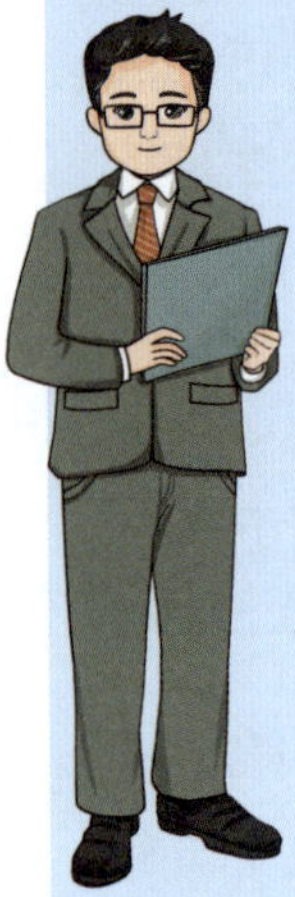

术后身体恢复

休息与恢复：手术后初期，患者需要充足休息以帮助身体恢复。避免过度劳累和剧烈运动，但适当活动是促进血液循环和预防并发症的关键。通常建议在术后尽早开始运动，如在床上活动肢体、蹬脚、短时间的步行和原地踏步。

逐渐增加运动量：随着身体逐渐恢复，可以逐步增加运动量。如短距离运动无不适感，则可以开始更长时间的散步、简单的运动或伸展练习，以增强肌肉的力量和耐力。

呼吸训练与肺功能恢复：肺癌手术后，部分患者可能面临呼吸功能减退的问题。通过呼吸训练，如主动咳嗽、排痰，缩唇呼吸，深呼吸和腹式呼吸，有助于恢复肺功能、提高肺活量。尤其是在胸部手术后，呼吸训练可以减少术后肺部并发症（如肺不张和肺部感染）的发生。

肺康复运动：如果患者有足够的体力，建议在康复专家的指导下进行肺康复运动。这些运动旨在增强肺功能、改善血氧水平，促进术后恢复。

饮食与营养

营养支持：术后恢复期需要充足的营养支持，尤其是蛋白质、维生素和矿物质。饮食应以高蛋白、富含抗氧化物的食物为主，如鸡肉、鱼类、豆制品、坚果和新鲜蔬果。维生素 C、维生素 E 和锌等对免疫系统和组织修复有益，可以适当增加摄入量。

少量多餐：如果术后患者食欲不佳或容易感到疲劳，可以采取少量多餐的方式，保证每日的能量摄入。

保证水分摄入：术后容易发生脱水，患者应多喝水或温热饮料，帮助身体排出代谢废物并保持水、电解质平衡。

心理支持

情绪管理：手术后患者常会感到焦虑、抑郁。可以通过与家人、朋友沟通，参加支持小组或寻求心理医生的帮助来缓解这些情绪问题。

保持积极的心态：这对于康复至关重要。患者应通过放松训练、冥想以及深呼吸等方式来减轻压力，帮助身心恢复。

伤口护理与并发症预防

伤口护理：术后要保持手术伤口的清洁和干燥，防止感染。定期检查伤口，如发现红肿、渗液等异常，请及时就医。

避免感染：手术后患者的免疫力可能较弱，因此要注意避免感染，如避免到人多的公共场所、戴口罩、注意个人卫生、科学洗手。

防止血栓：手术后，尤其是长时间卧床的患者，容易出现深静脉血栓（DVT）。可以通过适当运动、穿弹力袜、服用抗凝药等方式预防血栓。

进一步治疗 如果肺癌属于晚期或有转移风险，术后患者可能需要继续接受化疗、放疗或靶向治疗等辅助治疗。患者应根据医生的建议配合治疗，降低复发风险。

定期随访与监测

术后随访：术后患者需要定期进行随访，检查包括胸部X线、CT和肿瘤标志物检测等。医生会根据检查结果调整治疗方案，并监测是否存在复发或转移迹象。

肺功能检查：手术后，尤其是切除了一个肺叶或部分肺组织的患者，应定期进行肺功能检查。肺功能的恢复情况是康复过程中的一个重要指标。

生活方式调整

戒烟、远离二手烟：如果患者有吸烟史，术后应立即戒烟，以避免肺部进一步受损。尽量避免接触二手烟和污染的空气。

保持健康体重：手术后保持健康体重有助于身体恢复。超重或肥胖会增加身体负担，适度控制饮食、维持理想体重是康复的重要一环。

充足睡眠：术后充足的睡眠对于身体恢复至关重要。患者应保持规律的作息，保证每晚充足休息。

（王　泽　邵文龙）

19. 肺癌患者如何进行

复查和随访

关键词

胸部 CT

PET/CT

肺癌患者的复查和随访对于早期发现复发、转移及并发症至关重要。复查的频率和项目通常根据患者的病理类型、分期、治疗方式及个体状况来决定。

专家说

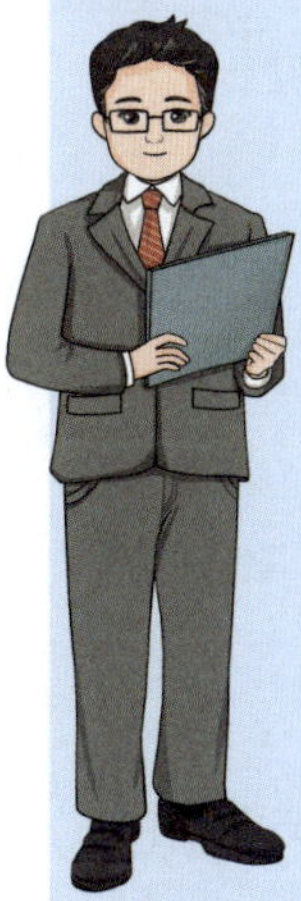

影像学检查

胸部 CT：是肺癌患者随访过程中最常用的影像学检查，通常用于检测肺部是否有复发或转移迹象。对于早期肺癌术后患者，CT 检查通常在术后 3 个月、6 个月及 1 年进行，并在随后的几年里每年 1 次。对于中晚期患者，术后 2 年内一般每 3 个月复查一次，第 3~5 年每半年复查一次，5 年后每年复查一次。如果怀疑病情有变化，可随时进行检查。

正电子发射计算机体层显像（PET/CT）：用于评估肿瘤是否有转移，尤其在怀疑肿瘤复发时。它可以帮助识别远处转移部位，如淋巴结、骨骼和其他器官。通常在术后 1~2 年内进行，但并非每个患者都适用。

X 线检查：对于术后无明显转移的患者，胸部 X 线检查可以作为定期检查的工具，通常每 6 个月到 1 年进行一次。

肿瘤标志物检测 肺癌患者在术后随访时，血液中某些肿瘤标志物的检测（如 CEA、CYFRA21-1、NSE）可以作为判断是否复发或转移的辅助手段。对于小细胞肺癌患者，可以通过血液检测（如 NSE）来监测治疗疗效和早期复发情况。

临床评估

症状监测：定期评估患者的症状，了解是否有新发呼吸困难、咳嗽、胸痛、体重减轻等，帮助医生及时发现癌症的复发或转移。

体格检查：医生会定期对患者进行体格检查，重点关注患者的呼吸音、肺部听诊情况以及淋巴结是否肿大等。

功能评估

肺功能测试：对于接受肺叶切除术的患者，肺功能测试（如肺活量、FEV_1）是复查的一部分，用于评估肺功能恢复情况，尤其是在术后 1 年内。

心功能评估：对于进行过化疗或放疗的患者，心功能评估也很重要，因为部分化疗药（如多柔比星、环磷酰胺）和放疗可能对心脏造成损伤。

复查的频率 通常根据肺癌的分期、治疗类型及患者的健康状况调整。一般来说，早期肺癌患者的复查频率较高，随着时间的推移，复查频率逐渐降低。

术后 1 年内：每 3~6 个月进行一次胸部 CT 检查、肿瘤标志物检测及临床评估。期间还可以进行一次 PET/CT 检查以评估是否有远处转移。

术后 1~2 年：每 6 个月复查一次，重点为影像学检查（胸部 CT、胸部 X 线检查）和肿瘤标志物检测。

术后 3 年及以后：每年复查一次，通常包括胸部 CT 检查和肿瘤标志物检测。

晚期肺癌患者：晚期且未手术的肺癌患者复查可能更为频繁。化疗、靶向治疗或免疫治疗后的患者通常每 3~6 个月复查一次。

接受姑息性治疗患者的复查 在这种情况下，复查和随访的重点是及时发现癌症的进展，调整治疗方案，并提供必要的支持和舒适护理。

（王　泽　邵文龙）

三

甲状腺癌

20. 甲状腺功能异常对女性有哪些影响

关键词：甲状腺　甲状腺激素　代谢

甲状腺激素在维持身体健康和正常生理功能中具有至关重要的作用，女性尤其需要注意甲状腺激素的平衡，因为其功能异常可能对生育和身体健康产生深远影响。

专家说

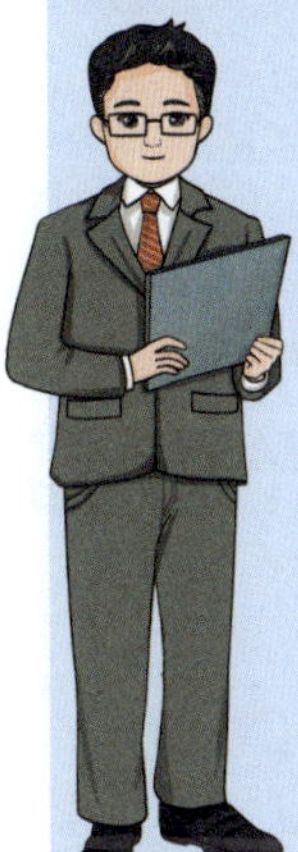

甲状腺激素是一种由甲状腺分泌的激素，在调节人体各项生理功能中扮演着重要角色，其主要作用如下。

调节新陈代谢　甲状腺激素是新陈代谢的主要调节因子，通过提升细胞内的氧气利用和能量消耗，增强基础代谢率，促进食物的分解和热量的生成，帮助维持正常体温和能量水平。

促进生长发育　在儿童时期，甲状腺激素对骨骼、肌肉和神经系统的发育至关重要。缺乏甲状腺激素可导致生长迟缓、智力障碍等问题。

对心血管系统的影响　甲状腺激素对心率、血压和心血管健康有重要影响，可通过增加心脏输出量、提高心率和血管张力来维持血液循环和正常的血压水平。

对神经系统的影响　甲状腺激素对大脑的发育和功能起着重要作用，特别是在儿童和青少年时期。甲状腺激素能够提高神经系统的兴奋性，影响记忆力、反应力，缺乏甲状腺激素会导致记忆力减退、反应迟钝。

对消化系统的影响　甲状腺激素能够维持胃肠道的正常蠕动和消化吸收功能。甲状腺功能亢进时可能导致胃肠蠕动增加，虽食欲亢进但体重减轻；甲状腺功能减退时则可能出现便秘和食欲下降。

甲状腺功能异常对女性的影响

月经和生育：甲状腺功能亢进时会抑制卵巢功能，导致月经周期不规律或完全停经，严重时可能影响生育功能；甲状腺功能减退时会影响排卵，导致月经周期不规律，甚至引发闭经，严重时可能导致不孕。

体重变化：尽管甲状腺功能亢进患者的食欲增加，但常因代谢过快而导致体重下降，甚至出现体重急剧减轻；由于代谢减慢，甲状腺功能减退患者常表现为体重增加、水肿等症状

情绪改变：甲状腺功能亢进会导致情绪波动、焦虑和烦躁，影响日常生活和心理健康；甲状腺功能减退患者常感到精力不足、情绪低落，易患抑郁症，影响生活质量。

（田　文）

21. 哪些女性更容易患
甲状腺癌

关键词

甲状腺癌　甲状腺非髓样癌

甲状腺癌在女性群体中的高发病率已成为不容忽视的问题。众多女性对此感到担忧，迫切想了解哪些因素可能使自己更容易受到甲状腺癌的“袭击”。年龄、遗传因素、不良生活习惯等都可能与甲状腺癌的发病风险紧密相关。

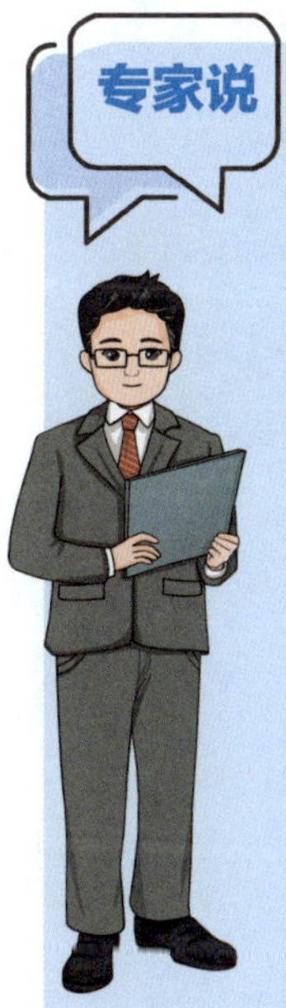

生理特征　甲状腺癌的发生、发展与雌激素水平密切相关。有研究表明，雌激素可能在某些类型的甲状腺癌中发挥促进作用。因此，在雌激素水平波动较大的生理阶段（如孕期、绝经期以及围绝经期），女性需要更加关注甲状腺健康。

遗传因素　部分甲状腺癌具有明显的遗传倾向，包括遗传性甲状腺髓样癌（HMTC）和家族性甲状腺非髓样癌（FNMTC），有上述甲状腺恶性肿瘤家族史的女性往往更容易患甲状腺癌。

生活习惯

肥胖：肥胖人群（BMI ≥ 28kg/m^2）相较于正常人群往往更容易患恶性肿瘤，包括甲状腺癌。此外，有研究表明，与正常体重的甲状腺乳头状癌患者相比，超重（$24kg/m^2 \leqslant BMI<28kg/m^2$）和肥胖的甲状腺乳头状癌患者双侧患病的风险更大。

饮食习惯：碘是合成甲状腺激素的重要原料，碘摄入过多或过少都可能影响甲状腺的正常功能，从而增加甲状腺癌的发病率。因此，对于一般人群，只要保证每天饮食中含有适量的碘盐就无须额外食用含碘食物。此外，有部分研究表明食用加工食品、富含硝酸盐和亚硝酸盐的脂肪食品以及糖果与甲状腺癌的发生有关。

电离辐射 长期暴露于电离辐射条件下的人群患甲状腺癌的风险更高，尤其是儿童时期接受过颈部放射检查或治疗的人群。医疗辐射，如 X 线检查、CT 等也会增加患甲状腺癌的风险。

甲状腺良性疾病 某些甲状腺良性疾病，如结节性甲状腺肿、甲状腺腺瘤、桥本甲状腺炎，在长期发展过程中有可能增加甲状腺癌的患病率。此外，那些具有高危特征的良性病变，如较大的结节、快速生长的结节，可能发生恶变。

健康术语

家族性甲状腺非髓样癌 是指在无其他家族性疾病和环境因素的情况下，家族中有 2 名及以上一级亲属（如父母、子女、兄弟姐妹）患有起源于甲状腺滤泡细胞的恶性肿瘤，包括乳头状癌、滤泡状癌和未分化癌。

（田　文）

22. 甲状腺**穿刺活检**安全吗

关键词
甲状腺结节 穿刺活检

在体检报告中，“甲状腺结节”日渐常见，面对这种情况，甲状腺穿刺活检常被提及，也引发了患者的诸多疑虑，如穿刺安全吗?

专家说

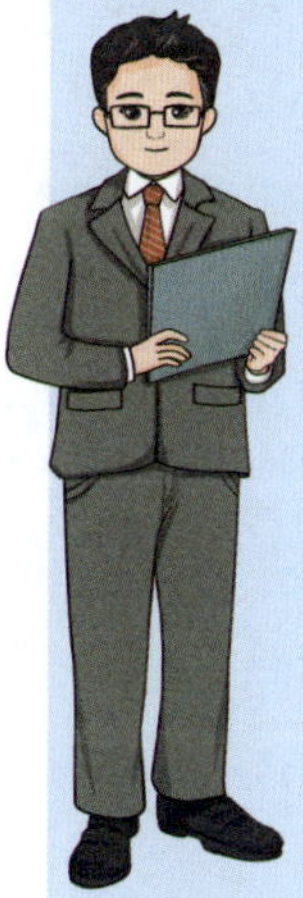

若将甲状腺疾病的诊疗看作一场“健康保卫战”，那么穿刺活检的目的就是判断敌我。其实，只要全面了解穿刺活检，就能打消诸多顾虑。

甲状腺结节在人群中的检出率为20%~76%，其中恶性结节，即甲状腺癌，仅占7%~15%，临床工作的重点是将甲状腺癌从高发的甲状腺结节中甄别出来。细针穿刺活检（FNAB）是传统的微创诊断技术，可在术前鉴别甲状腺结节的性质，为甲状腺疾病的个体化、精准化治疗提供依据，是目前术前评估甲状腺结节良恶性的主要诊断工具。

精准筛查，锁定目标　体检是甲状腺疾病筛查的“前沿阵地”，甲状腺超声检查普遍且高效，能清晰探查到直径几毫米的结节，依据回声、边界、纵横比等特征初步判断良恶性。若结节呈现低回声、边界不清、纵横比 >1 等可疑迹象，便可锁定可疑结节，为是否需要穿刺活检“定调”。严格筛查只为让穿刺活检有的放矢，不做无用功，避免盲目穿刺，保障检查的安全性、必要性。

筛查示警，穿刺活检上阵 在超声引导下，细针精准刺入甲状腺结节取样，看似惊险，实则能够全程监视针道，巧妙避开血管、神经，安全性较高，并且创伤微小、出血等风险可控，不必担心穿刺会导致肿瘤细胞扩散。

康复护航，重归“生活正轨” 穿刺活检后，创口虽微小，但护理很关键。穿刺后，应局部压迫预防出血，禁止颈部剧烈活动；观察 30 分钟后，再次进行超声检查确认局部有无出血；应保持穿刺部位清洁、干燥，避免因沾水而引发感染。当出现颈部肿胀、疼痛加剧、呼吸困难时应及时就医，确保小创口无“大麻烦”。

甲状腺穿刺活检是甲状腺疾病诊疗的关键环节，其安全性经得起考验，能够帮助医生拨开疾病的“迷雾”，为患者制订精准的治疗方案。

健康术语

细针穿刺活检 主要用于获取组织样本进行组织病理学检查，是目前判断甲状腺结节性质的“金标准”，增加 *BRAF* 等基因检测可以进一步提高确诊率。

（田　文）

23. 甲状腺癌**预后**都很好吗

由于甲状腺癌生长较为缓慢，且大多数是分化型癌症（如乳头状和滤泡型甲状腺癌），手术切除病灶并辅以甲状腺素抑制治疗和放射性碘治疗等，往往有可能取得较为理想的疗效。然而，甲状腺癌的预后与多个因素相关，包括患者的年龄、癌症的分期、组织学类型等。因此，并非所有甲状腺癌患者的预后都很好。

关键词

分化型甲状腺癌　髓样癌　未分化癌

专家说

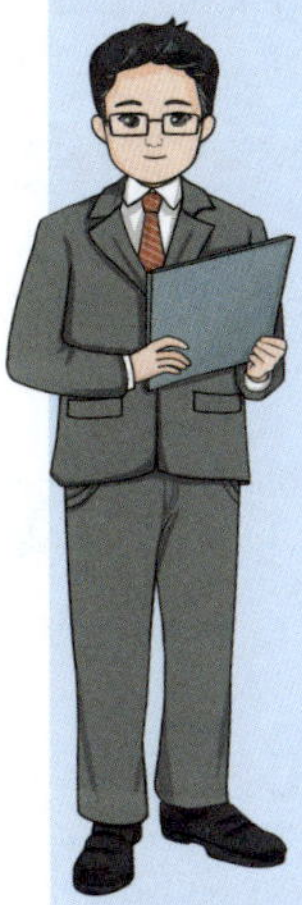

影响甲状腺癌预后的主要因素如下。

年龄　是影响甲状腺癌预后的重要因素。以 55 岁为界，小于 55 岁的甲状腺癌患者预后更好。

组织学类型　是影响预后最关键的因素。不同组织类型的甲状腺癌分化程度不同，分化程度越高的甲状腺癌，其恶性程度越低，发生转移和周围组织侵犯的概率也就越小，因此及时采取手术治疗后往往预后较好。不同组织类型的甲状腺癌分化程度由高到低为：分化型甲状腺癌、髓样癌、未分化癌。

肿瘤的临床特征及生物学行为

病灶多发：多灶性甲状腺癌是指有两个或两个以上癌组织病灶的甲状腺癌，常见于甲状腺乳头状癌。多灶性甲状腺癌发生淋巴转移的概率明显增加，且复发率和转移率较高，预后相对较差。另外，多灶性甲状腺癌患者手术切除范围较大，一方面可能增加机体损伤，另一方面还可能遗漏微小病灶，从而增加复发的风险。双侧甲状腺癌属于多灶性甲状腺癌。

肿瘤大小：常反映甲状腺癌的发展情况。直径大于 4cm 时，肿瘤发生转移或周围组织侵犯的概率明显增加，复发率和死亡率随之升高，预后较差。

肿瘤浸润与转移情况：肿瘤是否发生周围组织侵犯和转移对预后有重要影响。分化型甲状腺癌的预后普遍较好，但如出现周围组织侵犯或转移（如肺、骨骼、淋巴结），会增加并发症的发生率和肿瘤复发率，降低患者的生存率。

手术方式 手术切除是目前众多甲状腺癌首选的治疗方法，应根据病理类型及影像学检查准确评估后决定手术范围。

（田　文）

24. 为什么甲状腺癌首选**手术治疗**

甲状腺癌是近年来发病率增长较快的肿瘤，如何治疗成为患者最为关心的问题。对于大部分早期甲状腺癌患者而言，手术堪称治疗方案中的“中流砥柱”。然而，许多患者担心切除甲状腺后生活质量会受到影响，想要进一步了解甲状腺癌的手术方式、范围等。

专家说

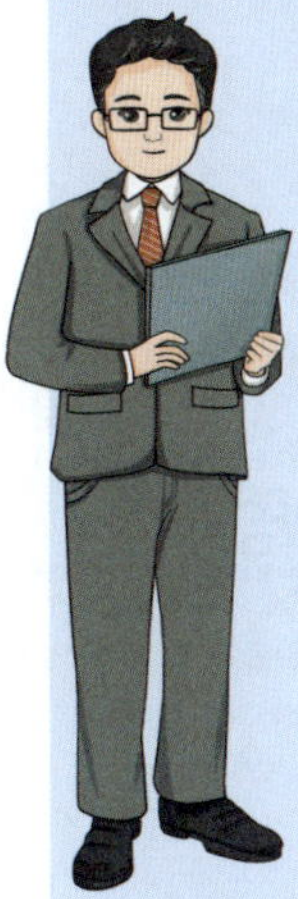

手术优势 手术能够“精准打击”肿瘤。医生可以在手术过程中切除肿瘤并清扫淋巴结，明确肿瘤分期，准确评估病情，为制订后续的治疗方案提供依据。

手术范围 医生术前通过B超、CT、超声引导下细针穿刺活检等辅助检查充分了解肿瘤的大小、数目、生长范围、病理分型等情况，以此明确手术范围。在此基础上，会结合患者的年龄、意愿，制订规范化、个性化的手术方案。对于肿瘤较大、已经侵犯包膜或伴有淋巴转移的患者，建议行甲状腺全切除手术以降低复发风险；对于肿瘤较小且局限于腺体内的患者，则建议只切除患侧甲状腺及峡部，可以保留部分甲状腺功能。由于甲状腺癌容易发生淋巴转移，医生会根据术前检查结果及术中所见确定淋巴结清扫的范围。

手术方式

传统开放式手术：是一种经典的手术方式，方法直接、手术视野开阔且有利于清扫淋巴结，但颈部会留下一条手术瘢痕。

腔镜及机器人辅助手术：在保证精准切除肿瘤的基础上可以有效避免在颈部留下瘢痕，美容效果更好。腔镜的放大技术为术者提供了更清晰的视野，对神经及甲状旁腺的辨识及保护优势更明显，减少并发症的

关键词

甲状腺癌 手术范围 淋巴结清扫

发生；机器人辅助手术相当于“高级”腔镜辅助手术，机械臂比人手更灵活，弥补了传统腔镜器械的不足，能够有效扩大手术活动范围。同时稳定的机械臂可以过滤人手的细微颤抖，配合 3D 高清镜头，支持术者实现精细化操作，进一步避免损伤重要组织。

（田　文）

25. **孕妈妈**发现甲状腺癌应该怎么办

甲状腺癌是妊娠期常见恶性肿瘤，约占妊娠期所有癌症的 3%。在妊娠期，孕妇体内的激素水平会有波动，对于甲状腺癌灶的生长具有刺激作用。因此在妊娠期发现甲状腺可疑恶性病灶应积极处理。

专家说

备孕期　检查发现甲状腺状结节可疑恶性，或者超声分级较高的甲状腺结节，建议完善甲状腺超声引导下细针穿刺。若病理检查未提示恶性肿瘤证据，则建议正常备孕，备孕期及妊娠期密切进行超声检查随访可疑结节。若病理检查提示恶性证据，因为备孕期及妊娠期激素水平的波动可能促进甲状腺癌灶生长，

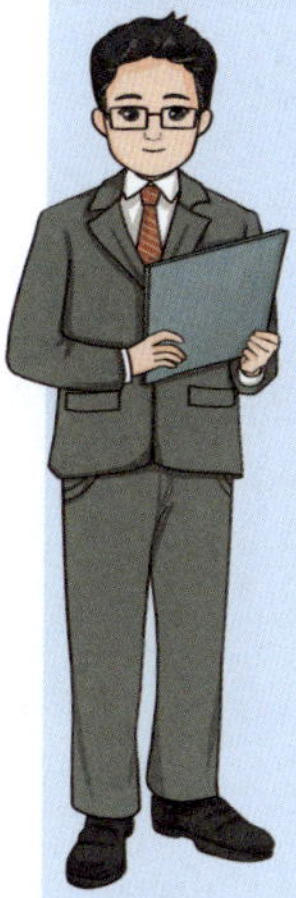

所以建议在妊娠前行手术等治疗，待病情稳定后再妊娠。

妊娠期 若检查发现甲状腺结节可疑恶性，无异常淋巴结，且结节处于相对安全位置（非甲状腺背侧靠近被膜处），可定期进行超声检查随访观察病灶的生长趋势。若甲状腺结节可疑恶性，合并异常淋巴结，或者甲状腺结节可疑恶性且位于甲状腺背侧靠近被膜位置，则不建议在妊娠期观察，必要时应该完善超声引导下细针穿刺以明确病理性质。在妇产科专家的充分评估下，理论上在妊娠的任意时期均可行甲状腺穿刺活检。根据美国甲状腺协会指南，如果妊娠早期（1~3 个月）穿刺病理证实甲状腺乳头状癌，超声随访病灶没有明显生长趋势，且没有转移性淋巴结证据，甲状腺手术可推迟至妊娠后进行。如果妊娠中期（6 个月）之前出现实质性生长，即指南中定义的“甲状腺结节直径增加 20% 或结节体积增加超过 50%”，则应积极考虑手术干预。一般建议在妇产科专家评估后妊娠 24~26 周前行甲状腺手术相对安全。

以上情况允许观察的前提是病理类型为甲状腺乳头状癌，若穿刺病理结果为甲状腺滤泡癌、髓样癌等预后较差的病理类型，则不建议继续妊娠观察甲状腺病灶，应及时接受甲状腺手术治疗。

由于碘 -131 具有放射性，会影响胎儿发育，甚至可能导致早产，因此对于需要行碘 -131 治疗的孕妈

关键词

妊娠期　甲状腺癌　碘 -131

妈，应及时终止妊娠再进行治疗。分娩后需要接受碘-131治疗的女性应停止母乳喂养。

（田 文）

26. 甲状腺癌切完就一劳永逸了吗

外科手术是大多数甲状腺癌患者的首选治疗方式。然而手术结束并不代表治疗结束，恰恰相反，手术只迈出了甲状腺癌综合治疗的第一步。手术完成后，为了提高生活质量，尽可能避免甲状腺癌复发、转移，患者应在规律复查的基础上遵医嘱选择和调整治疗方案。

专家说

在甲状腺癌术后，患者常见的治疗方法包括哪些，治疗时需要注意什么呢？

术后服药 大部分甲状腺癌患者术后需要长期口服左甲状腺素（LT4）制剂，作用如下。

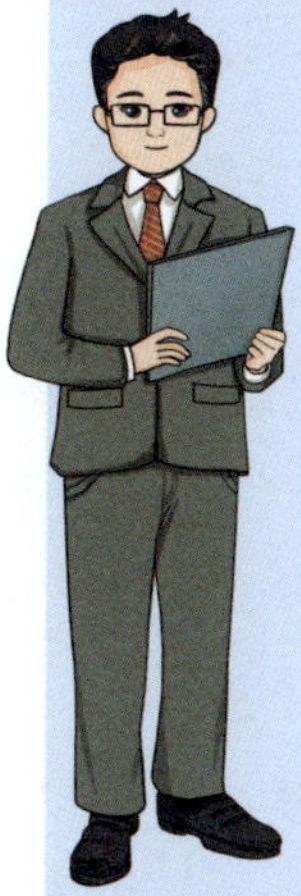

替代治疗：在患者切除部分或全部甲状腺腺体后，服药弥补自身分泌甲状腺素能力的不足，满足正常生活需要。

促甲状腺激素（TSH）抑制治疗：对于分化型甲状腺癌患者，长期服用药物将 TSH 抑制在较低水平，是控制甲状腺癌生长、复发的重要手段。上述两点作用的充分发挥，有赖于长期、规律、稳定的服药。

碘-131 治疗 碘-131 是一种放射性同位素，多用于肿瘤病情较重、复发风险较高或手术无法彻底切除的分化型甲状腺癌患者。患者在隔离病房内口服含有碘-131 的胶囊或溶液后，其内的碘-131 几乎全部被正常甲状腺或甲状腺癌细胞吸收，并“自动”发出射线精准“消灭”上述细胞，对人体其他细胞基本无损害，以此达到清除手术后残余甲状腺组织及微小病灶，防止肿瘤复发、转移的目的。

综合治疗 包括靶向治疗在内的综合治疗并不是甲状腺癌的常规治疗方法。但在肿瘤病理类型特殊、位置特殊或病情较重（如局部晚期肿瘤、远处转移）的情况下，经过医生的专业评估后，应用综合治疗方案有可能延缓肿瘤进展，甚至为患者争取手术机会。

术后转移应该怎么办 甲状腺癌术后转移并不少见。大多数转移发生在颈部，少部分发生在肺、骨、脑等部位。当怀疑发生转移时，首先应到专业医疗机构接受全面的医学评估，除了明确有无转移外，也需要依此判断其严重程度并制订治疗方案。通常，大多数转移灶仍可首选择手术治疗来争取治愈的可能，也可选择碘-131进行进一步治疗。如手术的风险较高或收益不明确时，应由医生根据患者病情推荐其他适宜的治疗方式。

健康术语

碘-131治疗 即为同位素治疗。碘-131是一种放射性同位素，由于甲状腺具有高度摄取碘的能力，所以它可以精准到达甲状腺组织和甲状腺癌细胞，利用其β射线杀死肿瘤细胞及残留的甲状腺组织，从而达到治疗的目的。

（田 文）

27. 服用甲状腺激素类药物有哪些注意事项

甲状腺激素类药物通常为左甲状腺素，这种人工合成的甲状腺激素类药物与人体自然分泌的甲状腺素结构非常相似，故可以用于替代治疗。甲状腺癌患者术后通常需要长期服用甲状腺激素类药物，一方面可以补充身体缺失的甲状腺素，另一方面可以抑制促甲状腺激素分泌，从而降低复发风险。

专家说

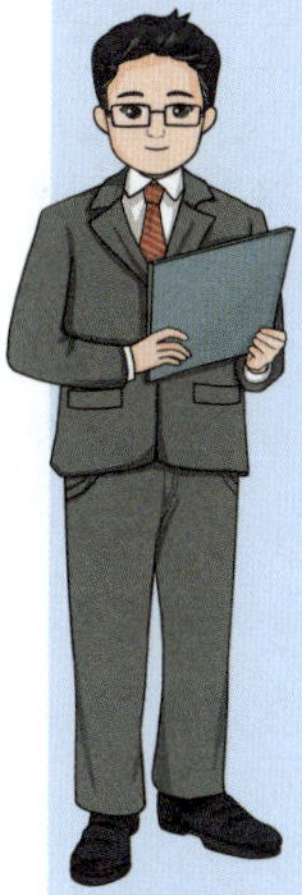

合理、正确地服用甲状腺激素类药物既能有效治疗疾病，又能提高术后患者的生活质量。

用法、用量 该类药物的起始剂量因患者年龄和伴发疾病情况而异，后续用药往往根据年龄、体重和心功能等情况进行个性化调整，具体视血液中促甲状腺素激素和游离甲状腺素水平而定，所以定期监测上述两项指标是必要的。医生通常建议患者晨起空腹服用药物，与早餐间隔至少半小时，这样的服药时间既符合甲状腺激素的昼夜代谢规律，又可尽量避免食物对药物的影响，同时胃内的酸性环境也更有利于药物吸收。

相互作用 该类药物的吸收往往受豆类、奶制品、咖啡、茶和含铁、含钙食物等影响。建议甲状腺癌术后患者的早餐尽量避免食用牛奶、豆浆、咖啡等食品，如必须进食，则应与服药时间间隔 4 小时以上。有些患者术后甲状旁腺功能减退，需要服用钙剂补充治疗，与该类药物间隔 2 小时以上服用为宜。该类药物肝肾毒性非常小，患者可以安心长期服用。

意外情况 如果不小心漏服该类药物，不用过于恐慌，它的半衰期为 1 周，偶尔漏服一次并不会影响治疗，当天补服即可，不可第 2 天加量、加倍服用。当患者出现心慌、心悸和烦躁或者畏寒、乏力、便秘等症状，应及时去医院就诊，遵医嘱调整药量。服用该类药物期间应遵医嘱，不可自行调整药量或停药。

关键词

左甲状腺素 肝肾毒性

健康加油站

在调整甲状腺激素类药物剂量后，血液中药物浓度通常在 4 周左右达到平均水平，因此医生通常建议患者在调整药量后的第 4~6 周复查甲状腺功能。

（田　文）

四

结直肠癌

28. 哪些女性更容易患结直肠癌

关键词

结直肠癌 高脂饮食 炎症性肠病

结直肠癌是全球范围内常见的消化道恶性肿瘤，是影响女性健康的重要疾病，近年来其发病率和死亡率呈上升趋势。结直肠癌在早期通常缺乏特异性症状，很多患者确诊时已经进入晚期。

专家说

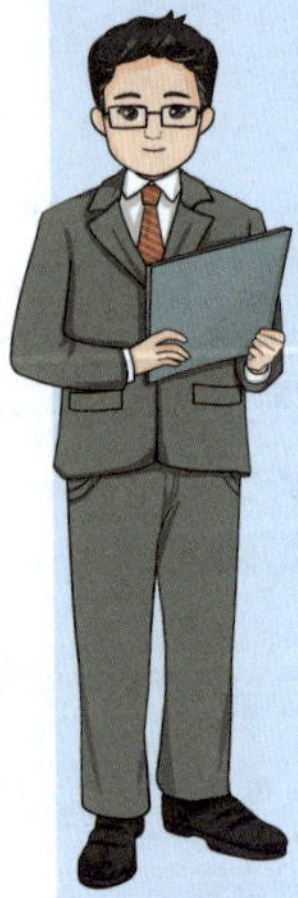

识别高危因素、早期筛查和科学防治是降低女性结直肠癌患病风险的关键。哪些女性更容易患结直肠癌呢？

家族史和遗传因素 研究表明，如果女性直系亲属（如父母、兄弟姐妹）中有人患过结直肠癌，其自身的患病风险显著增加。此外，某些遗传性疾病，如家族性腺瘤性息肉病和林奇综合征等患者罹患结直肠癌的风险明显增加。若不进行治疗，家族性腺瘤性息肉病患者的结直肠癌发生率极高，可超过 90%。女性林奇综合征患者不仅患结直肠癌风险高，还伴随子宫内膜癌等其他肿瘤发病风险上升。有此类家族史的女性建议从 40 岁或更早开始定期筛查，并根据医生建议选择肠镜检查或其他基因检测。

饮食习惯与生活方式 饮食习惯与生活方式对结直肠癌的发生有重要影响。以下饮食模式会显著增加女性患结直肠癌的风险。

高脂饮食：长期摄入高脂饮食，尤其是动物脂肪，会使结直肠癌的发病风险升高。

大量摄入红肉与加工肉类：食用大量红肉（如牛肉、猪肉）或加工肉类（如香肠、培根）的女性，其患病风险显著升高。

低膳食纤维：膳食纤维能促进肠道蠕动，缺乏膳食纤维的饮食会增加结直肠癌的发病风险。

此外，缺乏锻炼、肥胖、酗酒和吸烟都会对结直肠癌的发生起到推波助澜的作用。久坐不动的生活方式增加体脂率和慢性炎症水平，成为癌症的“温床”。

慢性疾病史 女性若患有以下慢性疾病，患结直肠癌的风险会显著升高。

炎症性肠病：如溃疡性结肠炎和克罗恩病，这类女性应在确诊后定期随访。

代谢综合征：包括肥胖、高血糖、高血脂或高血压，这类女性患结直肠癌的风险明显增加。

年龄与激素变化 结直肠癌的发病风险随着年龄增长而上升，50 岁以上女性为主要发病群体。更年期后，女性雌激素水平下降，这可能在一定程度上影响结直肠癌的发病风险，但仍需要更多研究验证。

高危症状监测 女性如果出现以下症状，应高度警惕并及时就医：①大便形状或排便习惯异常（如大便带血、变细或腹泻与便秘交替）；②腹痛或不明原因的体重下降；③长期乏力或贫血。

健康加油站

女性应如何预防结直肠癌

定期筛查 有家族史的女性建议从40岁开始，每5年进行一次肠镜检查；无家族史的女性可以从50岁开始筛查，具体筛查频率视个人风险因素决定。早期筛查包括粪便潜血试验（FOBT）和多靶点粪便DNA检测（FIT-DNA）等。

健康饮食 多摄入膳食纤维，如全谷物、蔬菜和水果。减少红肉和加工肉类的摄入，适量选择鱼肉、禽肉等。合理摄入脂肪，减少饱和脂肪酸的摄入，增加橄榄油等健康脂肪的比例。每日摄入足够的水。

规律运动 每周进行至少150分钟的中等强度运动（如快走）或每周75分钟的高强度运动（如跑步）。

控制体重 若体重超标，应制订科学的减重计划，避免肥胖相关的代谢紊乱。

戒烟、限酒 吸烟和酗酒均是明确的癌症诱因，女性应尽量减少接触这些危险因素。

管理慢性疾病 定期监测并控制血糖、血脂和血压，减少代谢综合征对肠道的长期影响。

注意心理健康 长期的焦虑或抑郁可能增加结直肠癌的发病风险，保持乐观的心态对疾病预防至关重要。

（冯青阳 任 黎）

29. 肠镜检查有哪些 注意事项

关键词

肠镜检查 肠道准备

肠镜检查不仅能够早期发现息肉等异常病变，还能通过活检明确病理类型甚至切除病变。根据《中国结直肠癌早诊早治专家共识（2023 版）》，推荐有条件的地区采用规范化肠镜检查进行早期结直肠癌筛查，建议普通人群每 5~10 年进行一次肠镜检查。

专家说

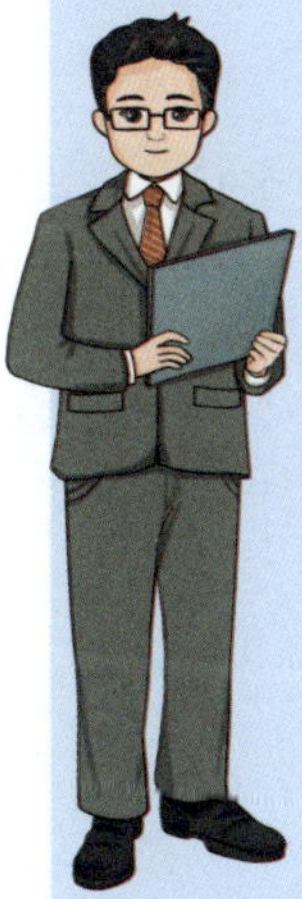

高质量的肠镜检查是保证筛查效果和活检病理准确性的关键。那么，受检者应如何准备以完成一次高质量的肠镜检查呢？

泻药的正确使用方法 肠道准备是保证肠镜检查质量的核心，正确服用泻药是其中的重要一环。以常用的泻药复方聚乙二醇电解质散为例：若为上午进行肠镜检查，应于前一天晚饭后 1 小时开始服用，将药物溶解于 750mL 温水中，于 2~3 小时内饮用完毕；若为下午进行肠镜检查，则检查当天应禁食早餐，检查前 6~8 小时开始服用泻药，方法同上。服完泻药后应禁食至检查结束，中途可以饮水或透明、无色液体，以免影响检查质量。若在服药后出现腹胀，可适量走动或轻揉腹部缓解。若腹胀、腹痛严重，可以放慢服用泻药的速度，或待症状减轻后继续服用，直至排出清水样便。

饮食的注意事项 为了减少肠道残渣，肠镜检查前的饮食要清淡、易消化。检查前一天应避免食用水果、豆类、蔬菜、坚果、乳制品等膳食纤维含量高或难以消化的食物。推荐选择米汤、果汁等流质饮食。肠镜检查后，若在检查过程中未切除息肉或取病理，在检查后 2 小时即可恢复正常饮食；若在检查过程中进行活检切取操作或进行的是无痛肠镜，建议检查后约 4 小时恢复饮食，初期以温凉、细软食物为主。

抗栓、抗凝药的剂量调整 服用抗凝药者应在医生的指导下评估出血风险，必要时调整用药。低出血风险者肠镜检查切除息肉后当天可以恢复抗凝药治疗。服用抗血小板药，低出血风险者建议维持低剂量阿司匹林和非甾体抗炎药使用，高出血风险者应当停用噻吩吡啶类（如氯吡格雷）药物至少 5~7 天再行肠镜检查。近期放置冠状动脉支架或发生急性冠脉综合征者应于抗栓疗程达到最低剂量时再行肠镜检查。

月经期 经血可能影响肠镜的视野并会加重检查的不适体验，同时还易引发逆行感染，因此女性患者接受肠镜检查时需要避开月经期，建议在月经结束后 3~5 天进行肠镜检查。女性患者在预约肠镜检查时需要提醒医生避开月经期；若月经不期而至，建议到医院更改检查时间。

健康加油站

如何提高肠镜检查的舒适度

肠镜是一项具有侵入性的检查，可能给受检者带来不适感。以下为一些提高肠镜检查舒适度的方法。

正确的体位 在医生进镜的同时，患者左手握拳，右手搭在左手上协助左手用力压住肚脐左下方，能明显减轻由于乙状结肠冗长、迂曲而带来的进镜时的不适感。

检查后不适感的处理 肠镜检查一般持续 20~30 分钟，结束后可能因肠道内残留空气而出现腹胀等不适，可以多走动帮助排气，通常症状会在数小时内缓解。若在肠镜检查后出现持续性腹痛或便血，应及时就医。

无痛肠镜 在检查中对受检者进行静脉麻醉，以消除或减轻受检者在检查过程中的不适。受检者需要提前进行麻醉风险评估，通过评估后方可进行检查。不过在检查时须由家属陪同，在检查结束的当日由于麻醉效果仍会残留，受检者不能自行驾车、进行高空或精细作业。

（汤文涛　任　黎）

30. 结直肠癌会**遗传**吗

结直肠癌是一种十分常见的癌症，全球范围内发病率高居所有肿瘤发病率的第三位，平均每 10 位癌症患者中就有 1 位患结直肠癌。在我国，随着生活水平的提高、膳食结构的变化，结直肠癌的发病率、死亡率都不断增加。那么结直肠癌到底会不会遗传呢？

关键词

结直肠癌　遗传　林奇综合征

专家说

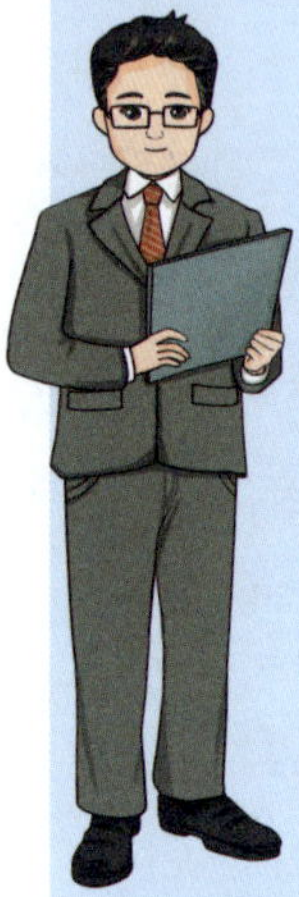

结直肠癌具有一定的遗传性，如果家里有长辈是结直肠癌患者，同一家族的其他成员比无家族病史的人患结直肠癌的可能性高很多，但具体的概率目前仍无定论。调查显示，家族中如果有结直肠癌患者，他的父母、子女、兄弟姐妹患病概率将会是无家族病史人的 2~3 倍，并且家族患病人数越多，发病年龄越小，亲属患病的风险就会越高。

相关研究显示，约 1/3 的结直肠癌患者有遗传背景，存在多人发病的家族聚集现象；能被确诊为遗传性结直肠癌的患者占整体的 5%~6%。根据有无息肉，遗传性结直肠癌目前被分为：①以息肉病为特征的结直肠癌，如家族性腺瘤性息肉病（FAP）、幼年性息肉综合征（JPS）；②以非息肉病为特征的结直肠癌，如林奇综合征等。

林奇综合征是最常见的遗传性结直肠癌综合征，是一种常染色体显性遗传性肿瘤综合征，致病机制是错配基因修复（MMR）家族的 *MLH1*、*MSH2*、*MSH6*、*PMS2* 出现突变。目前有条件的医院会对患者肿瘤组织的这 4 个蛋白进行测定。林奇综合征患者虽然肿瘤组织细胞分化较差，但可以从抗 PD-1/PD-L1 药物中获益，治疗预后较散发性结直肠癌患者更好。

虽然结直肠癌具有遗传潜力，但总体上发生、发展较缓慢，平均需要 10 年时间。因此结直肠癌筛查十分重要，越早发现，疗效越好，因此需要重视肠镜等结直肠体检。若家族中存在结直肠癌患者，更应积极体检监测，以评估患病风险。

具体的遗传性结直肠癌监测，以林奇综合征为例： 携带 *MSH6*、*PMS2* 突变个体到 70 岁，患病风险为 10%~22%，对这部分患者建议从 25~30 岁开始进行肠镜检查，每 1~2 年复查一次；携带 *MLH1*、*MLH2* 突变个体患病风险可高达 52%~82%，对这部分患者建议从 20~25 岁开始进行肠镜检查，每 1~2 年复查一次。

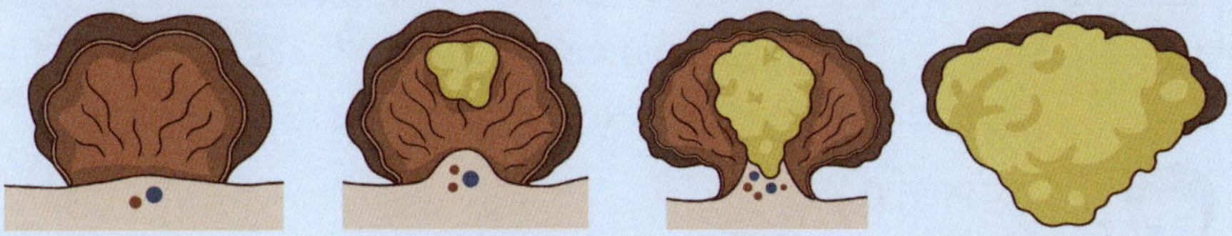

结直肠癌的发展过程

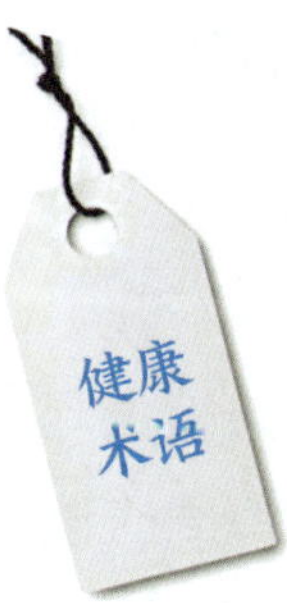

抗 PD-1/PD-L1 药物 是一种经典的免疫检查点抑制剂。肿瘤细胞利用免疫细胞抑制信号 PD-1（程序性细胞死亡蛋白 -1）来逃避免疫检测，该类抗体 - 受体结合机制药物可解除这种抑制作用，让免疫细胞重新激活，消灭肿瘤细胞。

（常文举　任　黎）

31. 如何**预防**结直肠癌

关键词

结直肠癌　饮食结构　体检

随着经济的发展和生活水平的提高，我们的饮食结构和生活方式逐渐改变，结直肠癌成了危害人民群众健康的重要疾病之一。据统计，我国经济发达地区近20年来结直肠癌的发病率逐年上升。临床上确诊的结直肠癌患者大多为中晚期，治疗效果不尽如人意。

专家说

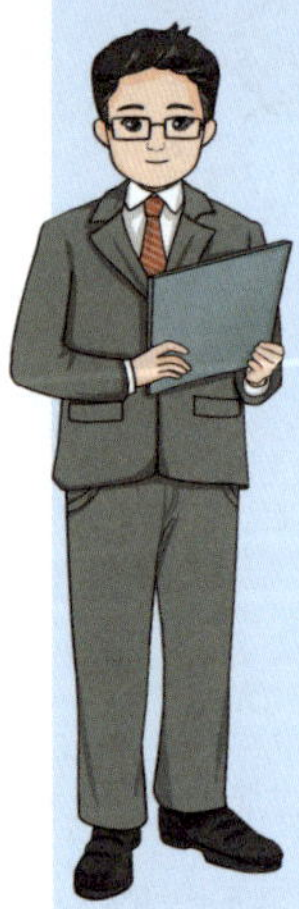

结直肠癌的预防以及早发现、早诊断和早治疗是提高生存率的重要手段。对于女性朋友，应如何预防结直肠癌呢？

优化饮食结构　限制红肉和加工肉类的摄入量，增加鱼、虾和鸡、鸭等白肉所占比例；建议增加全谷物、蔬菜、豆类和水果的摄入，这些食物富含膳食纤维和植物化学物质，有助于维护肠道健康。十字花科蔬菜，如西蓝花、白萝卜等在消化过程中还会产生具有抗癌活性的物质，可以适当增加摄入。

改善生活习惯　维持健康体重对预防结直肠癌非常重要，健康饮食和规律锻炼是关键，每周应该进行至少150分钟的中等强度运动，如快走、游泳、骑自行车。戒烟、限酒，保证充足的睡眠，增强自身抵抗力。养成规律的排便习惯，避免便秘。

定期体检 根据年龄和家族病史，定期进行体检。时刻关注自己的身体变化，如果常出现腹痛、排便习惯改变、便血等异常症状，应及时就医。对于无症状、无结直肠癌家族史的普通人群，建议从 40 岁开始，至少每 5 年进行一次肠镜检查。如果家族中有多发性肠息肉患者，或者有结直肠癌家族史，建议可以提早 5~10 年进行结直肠癌常规筛查，并适当增加检查频率。

健康加油站

《中国结直肠癌早诊早治专家共识（2023 版）》推荐常见筛选措施如下。

1. 高敏感性粪便潜血检测或者粪便免疫组化检测，每年 1 次。

2. 粪便 DNA 检测，每 3 年 1 次。

3. 肠镜检查，每 5 年 1 次。

4. 钡剂灌肠双重造影检查，每 5 年 1 次。

5. 结肠三维重建 CT，每 5 年 1 次。

（孙学军）

32. 得了**结直肠癌**能治好吗

关键词

手术 化疗 放疗

对于结直肠癌的治疗，医生会根据肿瘤的恶性程度、分期和患者的全身情况采用阶梯式、个体化的综合治疗方案。早期癌症仅依赖手术就有可能完全治愈；中期可通过手术和放疗、化疗等治疗，也有望治愈。一些晚期癌症经过术前放疗、化疗，可以降期，把一些原来不能治愈的癌症转变为可治愈癌症。对于一些已经转移的晚期癌症，通过综合治疗，也能延长患者的生存时间、提高生活质量。

专家说

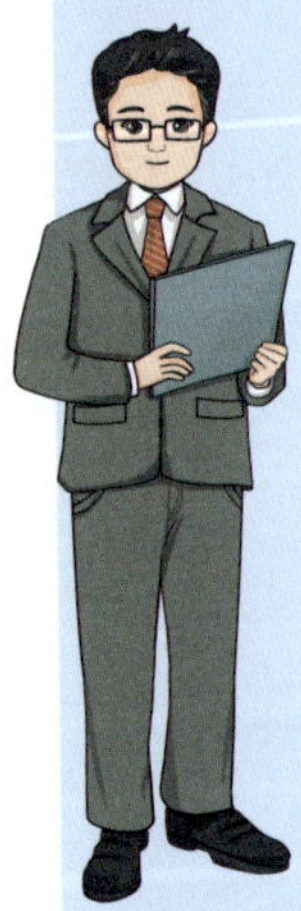

手术　一般而言，肠镜下切除肿瘤适合极早期阶段的结直肠癌，此时肿瘤仅局限于黏膜层，肠镜下完整切除后可以获得治愈。对于晚期无法切除的肿瘤，可以在肠镜下放置肠内支架以解除肠梗阻症状，同时可行镜下止血等对症治疗。手术分为根治性手术和姑息性手术。根治性手术能把肿瘤完整切除；姑息性手术可能只是切除了原发肿瘤、减少了肿瘤负荷，或重建消化道，解除肠道阻塞等。

化疗　通过向体内输注化学药物，达到杀死肿瘤细胞的作用，分为术前新辅助化疗、术后辅助化疗以及姑息化疗。目前，对于结直肠癌，经典的一线化疗药物是 5- 氟尿嘧啶和奥沙利铂。

放疗　通过放射线照射局部，达到杀死肿瘤细胞的目的，分为术前新辅助放疗和术后放疗。一般而言，直肠癌因接近体表，适合放疗；居于腹腔深处的结肠癌，因放疗对周围脏器损伤较大，一般不采用放疗。

靶向治疗　在基因检测的基础上，针对肿瘤细胞上的特定靶点，采用特殊药物进行治疗。由于并非所有肿瘤细胞都具有靶点，因此在使用靶向药治疗前一定要做基因检测，才可以确定是否适合该治疗方法。

免疫治疗　通过一些免疫调节因子，如干扰素、白细胞介素、转移因子、肿瘤坏死因子，提高患者的免疫力，增强患者的体质和耐受力，从而提高整体治疗效果。针对部分患者基因检测的特殊结果，可以使用免疫检查点抑制剂治疗，获得治愈性治疗效果。

健康加油站

确诊结直肠癌后，患者需要明确肿瘤的恶性程度和分期，再结合自身的年龄、心态、身体状况等，选择适宜的个体化治疗方案。

癌症恶性程度的判断主要依赖肠镜下的病理活检。国际上通用的是 TNM 分期法对肿瘤进行分期，T 指的是肿瘤的局部浸润深度，N 指的是局部淋巴转移情况，M 指的是远处器官转移情况。简而言之，局部浸润越浅、没有 N 和 M 就是相对越早期的肿瘤；局部浸润越深、有周围淋巴转移而没有远处脏器转移的是中期肿瘤；已经浸润到周围脏器、有周围淋巴转移、有远处脏器转移的是晚期肿瘤。近年来，经过规范治疗，结直肠癌的治疗效果逐步提升，整体5年生存率已达到60%~70%。

（孙学军）

关键词

远处转移 多学科团队诊疗 精准治疗

33. 结直肠癌出现**远处转移**应该怎么办

远处转移是指肿瘤细胞从原发部位脱落，通过血液或淋巴系统传播到肝、肺、骨骼等其他部位，并形成与原发部位相同类型的肿瘤。超过半数的结直肠癌患者在病程中会发生远处转移，而且远处转移是导致结直肠癌患者死亡的主要原因。

专家说

传统观念认为，结直肠癌发生远处转移是无法治愈的，致使部分患者和家属选择消极治疗或者放弃治疗。近年来，随着外科手术技术的更新和新型化疗药物、靶向药物、免疫药物等的广泛应用，越来越多的结直肠癌远处转移患者获得长期生存，甚至部分获得

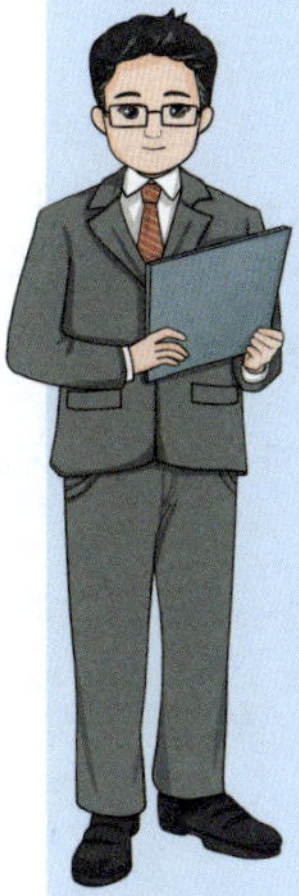

治愈。因此，当发现结直肠癌出现远处转移时，需要在医务人员的指导下积极面对、处理，仍可获得较好的结果。

多学科团队诊疗　传统治疗模式中，患者的治疗方案往往受到最先就诊科室或医生的影响，多为“单打独斗”。面对复杂病情时，不同科室专家意见可能存在分歧，患者往往难以做出抉择。近年来，多学科诊疗模式已逐渐成为结直肠癌远处转移患者的标准治疗模式，即患者面对一个包括结直肠外科、肝外科、肿瘤内科、放射影像科等多个相关科室专家组成的诊疗团队，根据患者的具体情况，共同制订规范的个体化治疗方案。

手术治疗　手术完整切除远处转移灶是治愈结直肠癌远处转移的唯一方式。不论远处转移肿瘤数目多少或分布如何，如果能获得根治性切除，患者就可获得长期生存，甚至有治愈机会。然而，发生远处转移的结直肠癌患者中仅有 10%~20% 初始可切除，绝大多数患者无法获得根治性切除。

基因检测基础上的精准治疗　绝大多数无法获得根治性切除的结直肠癌远处转移患者，主要接受全身治疗，包括化疗、靶向治疗、免疫治疗等。然而，如何选择最佳的治疗方案一直是困扰医生和患者的难题。国内外诊疗指南推荐首先完善肿瘤相关基因检测，可以帮助多学科诊疗团队选择合适的治疗方案，如 *RAS*、

BRAF 突变可指导靶向药物的选择、MSI 检测有助于选择免疫治疗，从而提高治疗效果。在基因检测的基础上，多学科诊疗团队指导制订精准治疗方案，2~3 个月定期评估治疗效果。近年来，随着新型药物不断涌现，其中一部分初始不能完整切除的患者，通过全身化疗联合靶向治疗，最终转移灶可以获得手术切除，从而明显改善患者的生活质量，甚至治愈。

个体化治疗 多学科诊疗团队制订具体治疗方案时，除了考虑肿瘤的基因情况外，还需要结合患者的一般营养情况、经济情况，以及患者和家属的选择意愿等，经过综合评估，制订个体化治疗方案。

综合支持 患者在接受全身治疗的同时，应重视日常管理和支持性治疗。

营养支持：保持高蛋白、高热量饮食，补充因疾病消耗的能量，以提高治疗效果。

心理支持：保持积极心态，及时寻求心理支持，有助于应对疾病挑战。

疼痛管理：必要时使用物理疗法和药物能有效缓解疼痛，改善生活质量。

定期随访：定期复查血液学和影像学等指标，有助于医生评估治疗效果，必要时调整治疗方案。

（朱德祥　任　黎）

34. 得了直肠癌需要**切除肛门**吗

关键词

直肠癌 保肛手术

随着治疗理念的进步、新药的研发及临床应用、手术技术的进步，直肠癌的保肛率越来越高。手术方式总体来说分为两类，即保留肛门的手术和需要切除肛门的手术。直肠癌手术的理想效果是既能做到肿瘤的根治性切除，又能保留肛门并维持其功能。直肠癌患者是否适合做保肛手术，除了考虑肿瘤的部位、大小、形态、组织学分型、侵犯肠壁的深度、是否有淋巴转移和远处转移外，还要结合患者的性别、年龄、一般情况、肥胖程度、骨盆的解剖条件，甚至患者的心理承受能力等因素进行综合分析。

专家说

根治性切除肿瘤 对于直肠癌手术而言，根治性切除肿瘤永远是摆在第一位的，必须在肿瘤根治性切除且不影响肛门功能的前提下才能考虑保肛手术。直肠癌行保肛手术与肿瘤所在的位置密切相关，对于肿瘤下缘距肛门约 5cm 以内的直肠癌，采取切除肛门的手术方式。随着直肠癌相关临床研究的不断深入，手术技术持续提高，手术器械创新迭代，以及术前新辅助放疗、化疗、免疫治疗等治疗手段不断进步，越来越多的低位直肠癌患者的肛门得以保留，极大地改善了患者的生活质量和回归社会的信心。

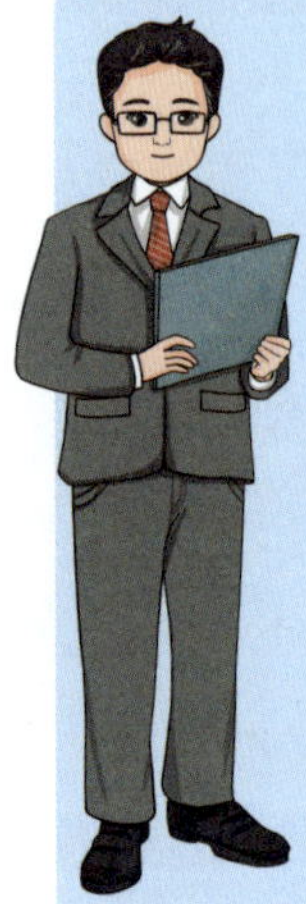

保证良好的控便功能 保肛手术不仅是将两段肠管恢复物理上的连接，还要在此基础上保证较好的控便功能。直肠癌术后，由于直肠结构改变、括约肌和神经等组织损伤，以及直肠储袋和排便反射功能下降，引起以排便紊乱为主要表现的各种肠道功能障碍，主要包括排便频率增加、大便失禁和排便困难等。绝大多数患者在保肛术后会发生不同程度的肠道功能紊乱，低位直肠癌手术需要充分评估患者的具体情况，在肿瘤能够根治性切除的前提下保留肛门，以避免术后肿瘤局部复发。术前和术后，患者应该在医护的指导下进行肛提肌锻炼以尽量恢复肛门控便功能。

健康加油站

保肛手术是指按照肿瘤根治的原则，将包含癌灶在内的直肠及其系膜完整切除，同时保留肛门和肛门括约肌，然后将乙状结肠和剩余直肠断端进行吻合，大便仍然通过肛门排出体外。保肛手术中最常用的是直肠癌经腹切除术。

切除肛门的手术是指直肠癌经腹部和会阴部联合根治性切除术，在切除包含癌灶直肠的同时，将肛门和肛门括约肌、部分肛提肌以及部分坐骨直肠窝内脂肪一并切除，之后缝合会阴部伤口，将乙状结肠断端从左下腹壁拉出体外，做永久性人工肛门。

（孙学军）

第三章

女性其他常见肿瘤

一

四肢骨肿瘤与脊柱肿瘤

1. **恶性肿瘤**为何频频“光顾”脊柱

关键词

脊柱　转移瘤

脊柱是恶性肿瘤转移的第三大常见部位，仅次于肝和肺。约70% 的恶性肿瘤患者会发生脊柱转移，并引发相应症状，尤其是乳腺癌、肺癌、前列腺癌、肾癌患者。为什么这些恶性肿瘤特别喜欢“光顾”脊柱呢？

专家说

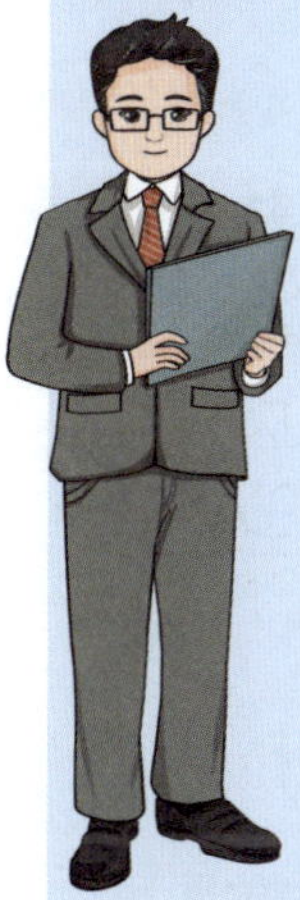

脊柱的血管非常丰富，某些部位（如椎体和椎弓根）的血供特别丰富，更容易成为肿瘤细胞的“目标”。脊柱周围还有一个叫椎内静脉丛（Batson 静脉丛）的特殊血管网络，这个静脉丛将大脑，胸腔、腹腔和盆腔内重要脏器和脊柱相连，且没有防止血液逆流的“阀门”，这些重要脏器的血液都可以通过椎内静脉丛流到脊柱里。所以当肿瘤细胞从原发部位（如前列腺、肺）离开时，可以不受任何阻拦，轻松通过椎内静脉丛进入脊柱，“生根发芽”，干扰正常骨代谢。

一些肿瘤，如乳腺癌、肺癌、前列腺癌，本身就有很强的转移能力，尤其是乳腺癌和前列腺癌，它们对骨组织有特殊的“亲和力”，容易通过血液或淋巴系统转移到脊柱。

（李熙雷　董　健）

2. 四肢骨肿瘤会有哪些早期症状

关键词

肿块 压迫 疼痛 畸形

四肢骨肿瘤一旦到了进展期，治疗损伤会相应变大，甚至带来严重后果，因此了解其早期症状非常关键，有利于早诊断、早治疗、改善预后。那么四肢骨肿瘤有哪些早期症状呢？

专家说

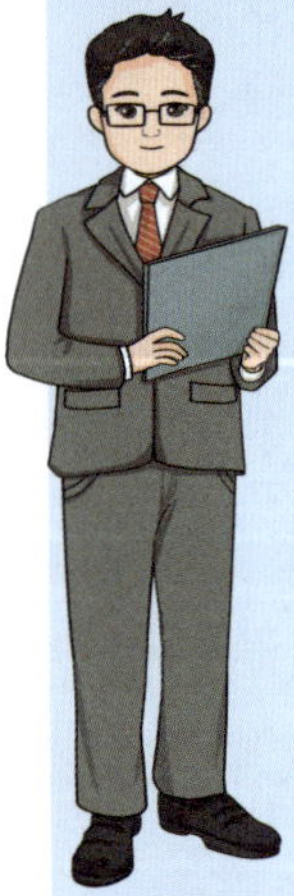

局部疼痛　是骨肿瘤最常见的症状。人体骨膜上有丰富的神经末梢，任何引起局部压力增高的因素，如外伤、炎症、肿瘤，都会刺激这些神经末梢，从而产生痛感。开始时这种疼痛可能较为轻微，呈间歇性，但随着病情进展，疼痛会逐渐加重并变为持续性，甚至出现静息痛，即在休息、不活动时也会感到疼痛不适。这种疼痛不适在白天可能因注意力分散而暂时减轻，到了安静、无外界干扰的夜里，疼痛可能变得更重，所以夜间痛也是骨肿瘤的重要早期症状。

肿块或肿胀　如果在疼痛发生一段时间后发现手臂或腿部有不明肿块，这可能是一个信号，需要引起重视。四肢骨肿瘤会导致局部肿胀或形成肿块，这些肿块可能在骨膜下或较表浅。一些呈膨胀性生长的肿瘤可导致骨膨胀或变形，如果肿瘤继续生长，有时甚至会穿破到骨外。这时会产生大小不等的软组织肿块，由于来源于骨质，所以这样的肿块通常是固定的，用手难以推动。

运动功能受限 随着肿瘤增大和疼痛加剧，四肢骨肿瘤可能导致功能障碍，包括关节活动范围受限、肌肉萎缩以及运动障碍等。尤其是距离关节较近的骨肿瘤，当病情发展迅速时，功能障碍会更加明显。

压迫症状 虽然这种情况在四肢骨肿瘤中相对少见，但如果肿瘤位于特定的解剖位置，如靠近神经或血管，可能产生压迫症状。例如，骨肿瘤可能压迫神经，导致肢体远端麻木或感觉异常。骨肿瘤如果靠近并压迫了静脉，可导致肢体远端静脉曲张甚至肿胀感。如果压迫了动脉，可能使远端肢体发冷、变凉。

畸形 骨骼能否保持良好形态受到周围肌肉的应力平衡和骨质吸收 - 重建平衡等多方面因素影响。由于肿瘤对骨骼的破坏和压迫打破了这种平衡机制，因此可能导致骨骼形态改变，甚至畸形。这在四肢骨肿瘤，尤其是下肢骨肿瘤中较为常见，原因可能和下肢骨负重有关。

全身症状 如疲劳感、体重减轻、低热和夜间出汗。不明原因的体重减轻是一个值得关注的症状。如果没有刻意控制饮食或增加运动，体重却在下降，这可能是身体发出的警告信号。

健康加油站

成年女性肢体疼痛需要考虑哪些原因

肢体疼痛是一种常见症状，尤其对成年女性来说，在上班劳累、操持家务后，常有肢体不适甚至是疼痛。这可能由多种原因引起。除了显而易见的外伤，还包括炎症、神经病变、血管问题，甚至肿瘤等潜藏原因。

具体来说，炎症有细菌性炎症和慢性无菌性炎症之分。后者可能是慢性劳损所致，也可能由代谢性疾病引起，如体内尿酸代谢障碍形成痛风，典型的发作部位是跖趾关节。

神经病变，如腰椎疾病引起的坐骨神经痛，其特点是从腿的近端向远端“一根线”或放电样、放射性发散；疼痛多为刺痛、烧灼样痛。

血管问题包括动脉闭塞性疼痛和深静脉血栓。前者表现为肢体发冷和皮肤苍白、脉搏减弱，常从肢体远端开始逐渐向近端发展；后者会引起肢体肿胀和疼痛，常出现在长时间卧床或手术后，但也可能仅发生在乘坐长途车或飞机后。

当出现持续痛、静息痛时，尤其需要考虑是否由肿瘤引起。

健康术语

病理性骨折 是指由于骨骼本身存在疾病（如肿瘤、感染、骨质疏松）导致骨强度下降，在轻微外力或日常活动中发生的骨折。与外伤性骨折不同，病理性骨折通常不需要强烈外力即可发生。有时在发生病理性骨折后患者才发现骨肿瘤。

健康云课堂

脊柱健康与肿瘤预警的自测与应对

（车 武 董 健）

3. 为什么**骨质疏松**不能一“钙”而论

“年纪大了，骨质疏松很正常。”这是许多中老年人面对腰酸背痛、身高变矮甚至骨折时的自我安慰。骨质疏松症是一种以骨强度下降、骨折风险增加为特征的骨骼疾病，发病机制复杂，补充钙剂是常见对策之一。但在某些情况下，盲目补充钙剂或许不仅无法改善骨质，甚至可能出现更严重的症状，这是为什么呢？

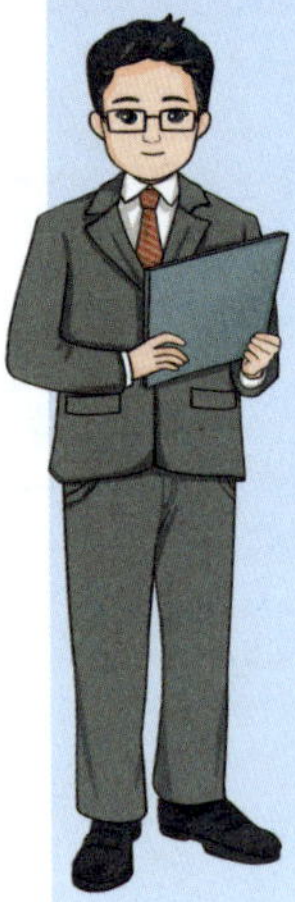

专家说

骨质疏松非常常见，由此引发的疼痛、骨折等严重影响患者的生活质量。多数骨质疏松是原发性的，但临床上某些疾病也可引起继发性骨质疏松。许多继发性骨质疏松正是由多发性骨髓瘤（multiple myeloma，MM）引起的。那么什么是多发性骨髓瘤，它有哪些危害呢？

多发性骨髓瘤是一种起源于骨髓的恶性肿瘤，好发于50岁以上人群，临床表现多样，包括骨关节痛、贫血、发热、感染、出血、肾功能不全、消化道症状（如消化不良、恶心、呕吐）、神经系统症状（如四肢麻木）及骨质破坏等，起病隐匿，易被忽视。骨质疏松是多发性骨髓瘤的常见表现，症状比原发性骨质疏松更严重，补充钙剂不仅无效，反而可能导致高钙血症。

多发性骨髓瘤应该如何与原发性骨质疏松进行鉴别呢？首先，多发性骨髓瘤病程短、疼痛剧烈，发病部位多为脊柱、颅骨。原发性骨质疏松症状常不明显，可在劳累后加重。其次，多发性骨髓瘤常伴发乏力、低热等症状，而原发性骨质疏松则没有。此外，影像学检查也有助于两者的鉴别，其中DR检查价格低，最常用，CT更灵敏，而MRI则是多发性骨髓瘤的最佳影像学检查手段，能显示神经受压情况。这些方法各有所长，是医生找出疾病元凶的重要工具，但多发性骨髓瘤的确诊仍需要进行骨髓穿刺活检。

骨质疏松，作为一种常见症状，其背后的原因或许并不简单。多发性骨髓瘤常以骨质疏松为表象，侵害人们的健康，却“逃脱”正确的治疗。所以，不要轻视骨质疏松，更不能把钙剂当作神药。遇到骨质疏松的困扰，要去正规医院找专业医生及时就诊。

（李熙雷　董　健）

4. 肿瘤**骨转移**后应该如何治疗

肿瘤骨转移又称转移性骨肿瘤，治疗目的主要是改善患者的生活质量和延长生存期。此时多学科综合治疗显得尤为重要，只有通过放疗、化疗、手术治疗和其他科室医护人员的共同努力，综合考虑患者病情、原发肿瘤类型及转移部位等多种因素，局部和全身的肿瘤才能得到全面控制。具体治疗方法如下。

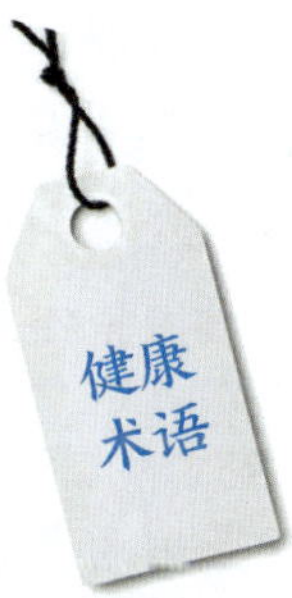

立体定向放疗　是一种精确的放疗技术，通过高剂量辐射精准照射肿瘤，同时尽量减少对周围健康组织的损伤。

关键词：转移性骨肿瘤 放疗 化疗

专家说

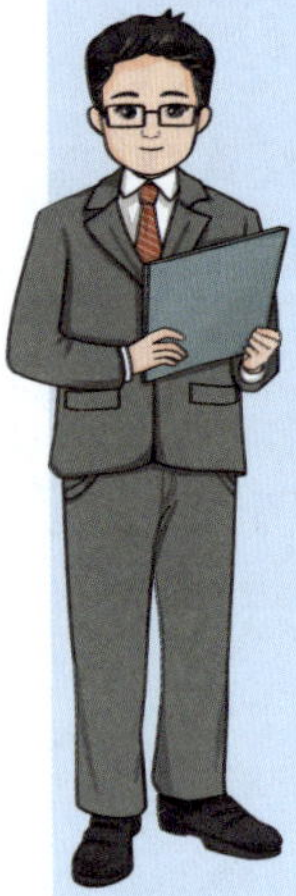

放疗　主要包括常规外照射治疗和放射性核素治疗。

常规外照射治疗：是转移性骨肿瘤最主要的放疗方法，其目的在于缓解疼痛和控制局部病变，不论是否已行手术治疗，常规外照射治疗均有重要价值。对于一些早期肿瘤，放疗可以作为手术的辅助治疗方法，提高治愈率。根据出发点和技术的不同，可以分为根治性放疗、辅助性放疗和姑息性放疗。在时机选择上，放疗要注意和其他治疗方法有效配合，因为其骨髓毒性有可能影响化疗的进行。有研究显示，放疗之后13% 的长骨和 6% 的椎骨会发生骨折，在放疗前后应评估病理性骨折的可能性。对于放疗过的区域，手术后伤口感染的可能性会增加。

放射性核素治疗：是将与骨亲和性强、半衰期合适的同位素注入体内，使骨转移部位出现放射性核素浓聚，利用该核素不断发射的射线对转移灶进行照射，达到镇痛和杀灭肿瘤细胞的目的。在综合治疗中，可以作为常规外照射治疗的辅助手段，也可以在常规外照射治疗、化疗失败后应用。

两种放疗手段互不排斥，互为补充。治疗过程中要注意观察患者的血象和肾功能，尤其注意迟发性血小板下降的情况。

化疗　在转移性骨肿瘤的治疗中占重要地位。若原发肿瘤对化疗敏感，则化疗可在短时间内缓解骨转移所致的疼痛，控制病情。

药物治疗 主要包括使用内分泌治疗药、骨吸收抑制剂和镇痛药等。

内分泌治疗药：适用于雄激素受体阳性的前列腺癌、雌激素受体阳性的乳腺癌等。这种治疗方式通过药物抑制体内激素水平，从而抑制肿瘤生长。

骨吸收抑制剂：如地舒单抗和双膦酸盐类药物，能够通过抑制破骨细胞来达到延缓骨质吸收、减少病理性骨折和高钙血症等骨相关事件的目的。

镇痛药：如盐酸羟考酮缓释片、盐酸吗啡缓释片，通过阶梯治疗的使用原则可以缓解肿瘤骨转移引起的明显疼痛并减少不良反应。

手术治疗 手术治疗可以直接清除部分病灶，应用骨水泥和人工假体加强骨结构，达到控制肿瘤和消除并发症的目的。对于预计生存期较长的患者，合理的手术可以达到以下目的：①治疗和预防病理性骨折；②解除脊髓压迫；③缓解骨转移引起的压迫性疼痛；④取得病理组织标本协助明确诊断；⑤清除部分病灶；⑥整形和康复。

对于四肢负重骨的转移灶来说，骨内固定术适用于即将或已经发生病理性骨折或根据 Mirels 量表评估分值较高者。如果预计生存期较长，能耐受较大手术的患者，也可考虑行病灶切除术加人工假体置换，但手术时创伤、出血量会比单纯骨内固定术大。

需要注意的是，肿瘤骨转移的治疗需要根据患者的具体情况进行个体化治疗，同时应综合考虑患者的身体状况、肿瘤类型、转移部位和数量以及疼痛程度等因素。

（姜允琦　董　健）

5. “骨水泥”是治疗脊柱转移瘤的“万能良药”吗

关键词：脊柱转移瘤　骨水泥

注射入椎骨后，“骨水泥”会逐渐固化，在整个过程中“骨水泥”的温度会升高，热量可以杀死肿瘤细胞，因此“骨水泥”被用于脊柱转移瘤的治疗。“骨水泥”是治疗脊柱转移瘤的“万能良药”吗？

专家说

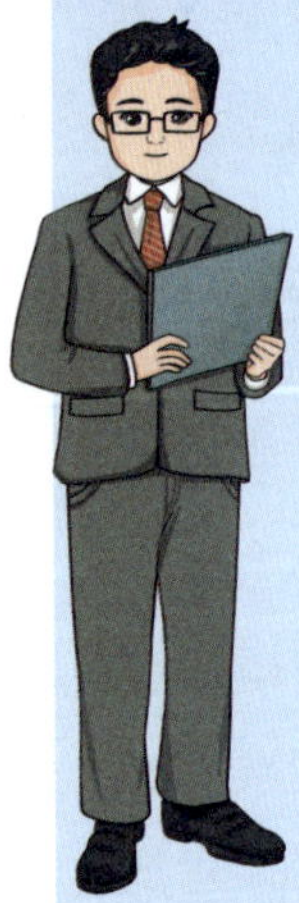

应用“骨水泥”治疗疾病的手术被称为经皮椎体成形术。该术式最早被用于治疗疼痛性椎体血管瘤，现在主要用于治疗骨质疏松性椎体压缩性骨折。医生在术中 X 线透视的辅助下，使用一根骨穿针经皮穿刺入椎体，在骨折的椎体内注射“骨水泥”。在注射时，“骨水泥”呈现类似“牙膏”的状态，可以被推注，10 分钟左右会变硬而无法流动。通过此法可以加固骨折椎体，防止骨折椎体进一步塌陷，减轻疼痛。在“骨水泥”变成固体的过程中会释放热量，可以杀死肿瘤细胞，同时毁损神经末梢，缓解疼痛。因此该术式也被用于脊柱转移瘤的治疗。

“骨水泥”治疗脊柱转移瘤的优势

镇痛效果好：注入“骨水泥”后能迅速缓解因脊柱转移瘤导致的疼痛。这是因为“骨水泥”能稳定椎体骨折、加固椎体，减少了骨折断端的微动对周围神经末梢的刺激，通常大部分患者在术后短时间内疼痛就会明显减轻。

加强椎体稳定性："骨水泥"能在病变椎体内迅速凝固，起到支撑作用，就像在受损的"柱子"里灌注了坚硬的材料，防止椎体进一步塌陷，有助于保持脊柱的正常形态和力学结构。

手术创伤较小：相比一些开放性手术，"骨水泥"治疗是一种微创治疗方式。主要是通过经皮穿刺的方法将"骨水泥"注入椎体，伤口小、术中出血少、患者术后恢复快。

使用"骨水泥"治疗脊柱转移瘤的限制条件

①转移瘤没有压到神经；②转移瘤椎体后壁必须完整；③骨穿针穿刺经过的椎弓根没有遭到肿瘤侵蚀。

"骨水泥"是万能的吗

在注射时，"骨水泥"向四周渗出，不受医生的控制，哪里阻力小，"骨水泥"就会向哪里渗出。同时，"骨水泥"本身有一定体积，进入椎体后挤压原来在椎体内的肿瘤组织，将肿瘤组织向四处推开，会造成对周围正常结构的压迫。由于解剖的毗邻关系，如果椎体的转移瘤体积很大，已经压到神经，那么再向转移瘤的椎体内注射"骨水泥"，会进一步压迫神经，严重时会出现瘫痪。如果椎体后壁是破损的，"骨水泥"可以从阻力较低的骨裂缝漏出并接触神经，凝固时释放的热量会损伤神经，造成瘫痪。

因此，"骨水泥"不是脊柱转移瘤治疗的"万能药"。患者在进行治疗前不仅需要进行磁共振检查来判断神经是否已经被压迫，还要进行椎体三维 CT 检查以判断椎体后壁和椎弓根是否完整。

脊柱转移瘤患者肯定都是肿瘤晚期患者，医生要综合分析患者的身体状况、预期生存期、肿瘤全身扩散情况，还要考虑患者的心理状态和对生活质量的期望。通过仔细的影像学检查和术后评估，由脊柱外科医生为主导的脊柱转移瘤多学科诊疗团队对患者进行综合判断，制订精准、安全、微创的综合治疗方案，改善患者的生活质量。

健康加油站

什么是“骨水泥”

医用“骨水泥”的主要成分是聚甲基丙烯酸甲酯（PMMA），粉剂的主要成分是PMMA聚合物，液体剂的主要成分是甲基丙烯酸甲酯单体（MMA）。使用时，经过聚合反应，粉剂和液剂混合，自由基引发MMA单体聚合，形成固态PMMA。反应放热，混合物在数分钟内硬化。“骨水泥”可以提供机械固定，广泛应用于人工关节固定、椎体成形术和骨缺损修复等领域，具有即时固定和良好的生物相容性等优点。

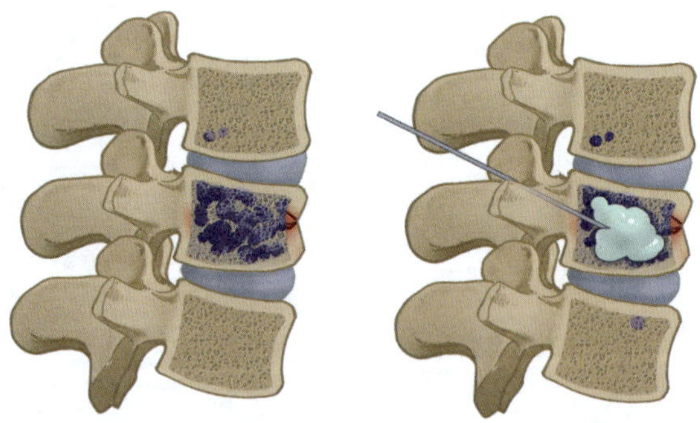

注射“骨水泥”

（姜允琦　董　健）

6. 脊柱转移瘤手术和其他部位手术有何不同

关键词

脊柱转移瘤 手术

脊柱周围解剖结构的复杂性和终末期恶性肿瘤患者的状态，导致脊柱转移瘤的手术和其他部位的手术有着极大差异。

专家说

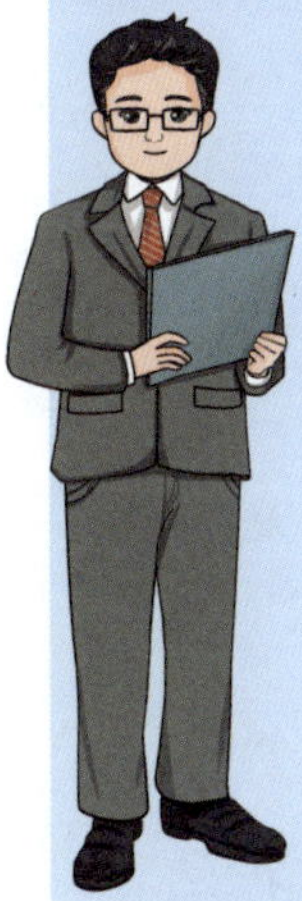

手术目的不同

脊柱手术：这类手术通常不是为了彻底治愈肿瘤，而是为了减轻患者的痛苦，提高生活质量。因为肿瘤是转移来的，很难完整清除，手术主要是为了缓解症状，如减轻疼痛或防止瘫痪。

其他部位手术：如早期的乳腺癌或甲状腺癌手术，目的通常是彻底切除肿瘤，追求根治。

手术部位复杂性不同

脊柱手术：脊柱周围有很多重要的神经和血管，手术时稍有不慎就可能损伤神经，导致瘫痪、感觉丧失或大小便失禁等严重后果。此外，脊柱区域血流丰富，手术中容易出血，尤其是肿瘤血管丰富时，可能出现大出血。脊柱靠近胸腔和腹腔，手术时可能伤到重要脏器，增加手术风险。

其他部位手术：如四肢手术，虽然也会涉及神经和血管，但即使损伤了，后果通常没有脊柱手术那么严重，也不容易伤到重要脏器。

多学科协作要求

脊柱手术：这类手术通常需要多个科室的医生一起合作，如肿瘤内科医生评估肿瘤情况，影像科医生通过影像学检查确定肿瘤的位置和范围，骨科医生负责手术操作，麻醉科医生在手术中确保患者生命体征平稳。

其他部位手术：虽然也可能需要多学科团队协作，但通常没有脊柱手术那么复杂。

上述的不同，使得脊柱转移瘤手术相比其他部位手术更具挑战性。

（姜允琦　董　健）

7. 如何及时发现恶性骨肿瘤复发倾向

尽管经过手术、化疗或放疗等综合治疗，恶性骨肿瘤仍有可能复发，因此定期监测和及时发现非常重要。

专家说

定期到医院复查

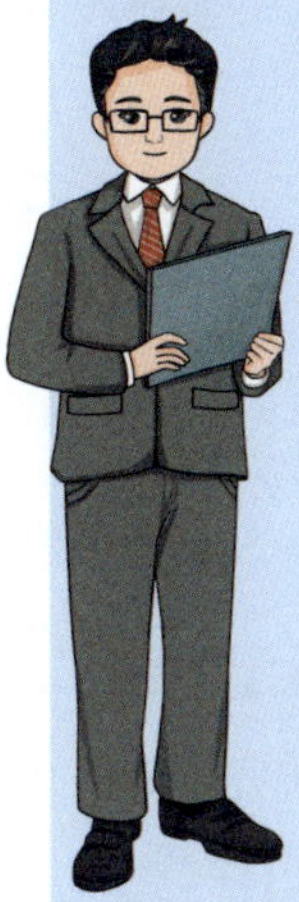

复查周期：大部分骨肿瘤的复发、转移发生在术后2~3年内，所以通常要求患者在术后第1年每3个月复查1次，第2~3年每半年复查1次，3年以后每年复查1次。如果连续几次复查未发现复发，之后可适当延长复查的间隔时间。

血液学检查：骨代谢生化指标是近年探索用于骨转移诊断及病情监测的新方法。如碱性磷酸酶异常升高，可能意味着骨肉瘤复发。尿中N-端交联肽等骨代谢标志物对骨肿瘤的复发、转移诊断及病情监测具有一定作用。

影像学检查：X线检查早期诊断骨转移瘤的敏感性较低，但由于X线检查空间分辨率高，应用范围广泛，操作简便、快速，价格低廉，辐射量比较小，因此仍然是复查时的常规推荐项目。

CT的诊断敏感度高于X线，在判断含钙等高密度组织的变化方面有优势，有助于判断骨肿瘤的成骨趋势或溶骨趋势，可确诊某些放射性核素骨显像检查阳性而X线检查阴性患者的骨转移情况。

磁共振对诊断骨髓腔内早期病灶有特殊优势，还可以明确肿瘤是否影响周围的肌肉、神经等结构。其敏感性和特异性均较高，甚至可早于同位素骨扫描和PET这些功能影像学检查发现复发病灶。

关键词

恶性骨肿瘤 复发 疼痛

发射计算机断层显像（ECT）或 PET/CT 属于功能影像学检查，通常每年做一次。PET/CT 除了可以显示骨组织情况，还可以同时对软组织、淋巴结、内脏器官等进行检查，因此可全面评估肿瘤的病变范围。

以上这些项目并不是每次复查都要全部做一遍，医生会根据患者的具体情况有选择地开具相应检查 / 检验申请单。

自我观察身体症状

手术区域是否再次出现包块：如果发现原手术区域附近出现肿块，且在短期内增大较迅速、质地硬，应高度警惕是否为肿瘤复发。当然，这些肿块要和术后的瘢痕组织进行区别。两者的区别在于瘢痕虽然在数周至数月内可能出现增粗、增生现象，但一般程度较轻，有自限性。如果增大较快，可能需要通过穿刺活检进行鉴别。

疼痛：恶性肿瘤细胞倍增周期短，所形成的瘤体局部压力增高，常会刺激神经末梢引起疼痛。疼痛是肿瘤复发常出现的早期症状，疼痛性质与原发病时疼痛相似，表现为间歇痛、夜间痛，疼痛进行性加重。若出现不明原因的躯体疼痛，应警惕肿瘤复发的可能性。

其他全身症状：如突然出现不明原因的午后低热，伴食欲下降和消瘦，也要警惕肿瘤复发。因为肿瘤组织的迅速增长可能出现组织内坏死，而身体吸收这些坏死物质会引起发热。同时，肿瘤会迅速增大，消耗身体能量，特别是对蛋白质的消耗，会引起患者消瘦。

（车　武　董　健）

8. 影响骨转移瘤患者**预后**的因素有哪些

关键词：骨转移瘤　骨相关事件

肿瘤预后是指预测肿瘤患者治疗效果和生存时间的过程。骨转移瘤患者平均生存期通常为数月至数年不等，但具体时间因患者情况而异，其预后取决于多个因素。

专家说

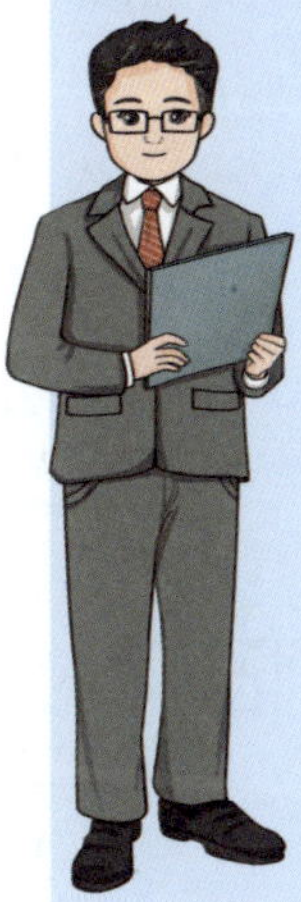

原发肿瘤的类型　乳腺癌和前列腺癌骨转移患者通常预后较好；肾癌、甲状腺癌骨转移患者预后也较好；肺癌、肝癌骨转移患者预后相对较差。

转移的数量和位置　如果骨转移瘤的数量较多，或者涉及重要骨骼（如脊柱、骨盆），治疗难度会增加，那么预后就不太乐观。如果患者还合并其他内脏器官转移，会影响相应内脏功能，通常预后较差。

患者的年龄和整体健康状况　年轻患者通常更容易恢复，整体健康状况良好的患者能更好地应对治疗。相反，如果患者存在其他严重疾病或身体虚弱，这时免疫状态较差，如低蛋白血症和贫血，可能影响治疗效果和生存期。

治疗方式和对药物的敏感性　综合应用多种治疗方法可以改善预后。如果通过基因检测发现肿瘤有明确的靶点，则可以用针对性的靶向药治疗，预后会得到大幅改善。

是否发生骨相关事件 如果发生骨相关事件，如病理性骨折、脊髓压迫，患者的生活质量会明显下降，容易造成行动甚至翻身困难、生活难以自理，无法配合治疗等情况，生存时间明显缩短。

心理状态 临床心理学研究表明，患者的积极情绪可以使其主动配合医护人员采取的各种治疗措施，并有助于耐受某些治疗措施的不良反应，完成所需要的疗程，从而提高恶性肿瘤的治疗效果。良好的心理状态还可以通过中枢神经的调节增强机体的免疫功能，纠正免疫缺陷，从而有利于康复。

总之，影响骨转移瘤患者预后的因素较多，应该全盘考虑、综合看待。骨转移瘤虽然属于肿瘤晚期，预后较差，但是合理的治疗仍然有积极意义。

（车 武 董 健）

9. 四肢恶性骨肿瘤都可以做保肢手术吗

当前对于四肢恶性骨肿瘤的治疗是包括手术、放疗、药物治疗等多种方法在内的综合治疗。随着新辅助化疗应用的逐渐成熟，极大提高了四肢恶性骨肿瘤保肢手术的成功率。

专家说

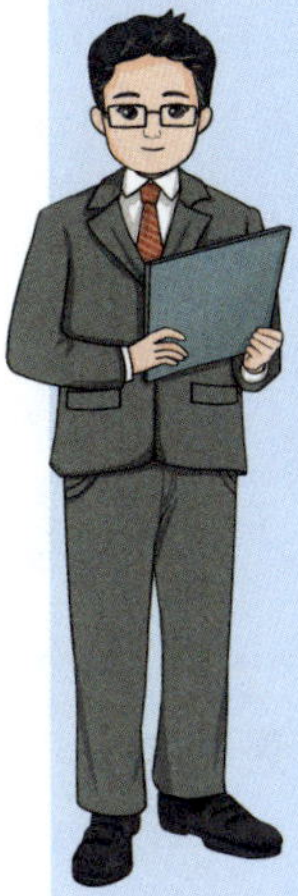

保肢手术已成为治疗四肢恶性骨肿瘤的可靠方法，目前 90% 以上的恶性骨肿瘤可以进行保肢手术。保肢手术的主要条件是什么？

病骨已发育成熟　保肢手术在切除肿瘤段骨质后为重建肢体的连续性，常需要植入金属假体或异体骨，通常无法随着患者肢体的发育而增加长度。所以一般保肢手术适用于那些骨质已发育成熟的患者。当然，一些新型、可延长的假体已经出现，但技术的复杂性和昂贵的价格限制了其广泛应用。

局部软组织条件良好，无明显感染征象　由于重建肢体要植入的假体容易成为细菌的温床，尤其在患者经受放疗、化疗而出现免疫力下降时，因此如果存在局部感染，则不适合做保肢手术。

预计保留后的肢体功能比假肢好　肢体功能包括运动功能、感觉功能和日常生活能力。这些对于患者的日常生活和自我保护至关重要。

保肢手术能够在一定程度上提高患者的生活质量，但并不是每个人都适合选择保肢手术。

关键词

四肢恶性骨肿瘤　保肢手术

健康术语

保肢手术 是一种在面对肢体严重创伤、骨肿瘤等情况时，尽可能保留肢体及其功能的外科手术方式。医生会综合评估患者的病情，运用先进的医疗技术，去除病变组织，同时修复骨骼、肌肉、血管与神经等结构。如四肢恶性骨肿瘤患者，在符合条件的情况下，通过保肢手术可避免截肢，后续配合康复训练，助力患者恢复一定的肢体运动能力，提高生活质量。

（车　武　董　健）

二

胃癌

10. 哪些女性更容易患**胃癌**

关键词

幽门螺杆菌　慢性浅表性胃炎　雌激素

根据世界卫生组织（WHO）和国际癌症研究机构（IARC）2022 年的数据，中国 2022 年新诊断胃癌病例约 36 万例，占全球新发病例的 1/3，其中女性新发病例 11 万例，约为男性的一半。研究显示，近年我国年轻人的胃癌发病率呈现出上升趋势，在年轻女性中印戒细胞癌的比例相对较高。

专家说

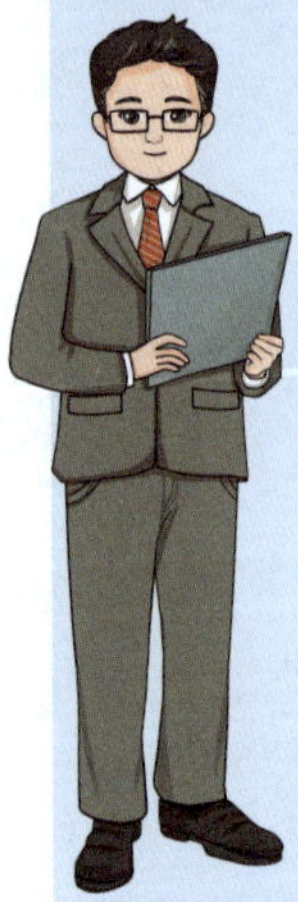

幽门螺杆菌（Hp）感染　幽门螺杆菌已被世界卫生组织认定为Ⅰ类致癌物，感染率在我国超过 50%。幽门螺杆菌可通过共餐、公用餐具等方式传播，分餐制执行不足进一步扩大了幽门螺杆菌的传播范围。

家族史与遗传易感性　胃癌具有一定的家族聚集性和遗传易感性，一级亲属（父母及兄弟姐妹）有胃癌病史的女性，其胃癌风险高于普通人群，建议定期进行胃部检查，以便早期发现潜在的健康问题。

生活方式问题频频“踩雷”　现代社会生活节奏快，许多人不吃早餐、暴饮暴食或长期依赖外卖，高热量的消夜成为许多人的常见选择。这些不规律的饮食模式增加了胃部负担，长此以往可能诱发胃癌。

吸烟和饮酒的危害同样不容忽视　研究表明，吸烟和饮酒显著增加胃癌风险。近年来，女性烟酒消费比例上升，虽然短暂缓解了压力，却给胃部健康带来了潜在威胁。

长期熬夜 已成为许多年轻女性的“生活常态”。长期睡眠不足会削弱胃黏膜的修复功能，使胃部更容易受到损伤，增加癌变风险。

消极心理 长期精神压抑可能通过影响胃酸分泌和免疫功能，间接增加胃癌风险。当代女性在家庭与事业间寻找平衡，易产生焦虑、抑郁等情绪，进而通过神经 - 内分泌调节影响胃部健康。尤其是经历家庭变故、婚姻矛盾或亲子关系紧张的女性，更容易因情绪波动导致胃酸分泌异常，引发慢性胃炎，甚至增加癌变风险。

雌激素 现有部分研究发现，某些胃癌亚型（如印戒细胞癌）在年轻女性中更常见，可能与雌激素受体表达及激素水平变化有关，但其具体机制仍需要进一步研究。育龄女性应特别关注胃部健康，定期体检，必要时进行胃镜筛查，以降低疾病风险。

健康加油站

胃癌的发生通常会经历以下阶段：慢性浅表性胃炎 → 慢性萎缩性胃炎 → 肠上皮化生、异型增生 → 胃癌。

（田艳涛）

11. 如何才能**降低**胃癌的发生风险

关键词

胃癌 预防 筛查

胃癌，这个让人闻之色变的疾病，给许多女性带来了巨大的身心负担。然而，癌症并非不可避免，世界卫生组织指出，约 1/3 的癌症可以通过科学的方法预防和避免。现代女性不仅要面对生活和工作的双重压力，还要关注自身健康。养成健康的生活习惯，主动预防，是守护自己和家人幸福的关键。

专家说

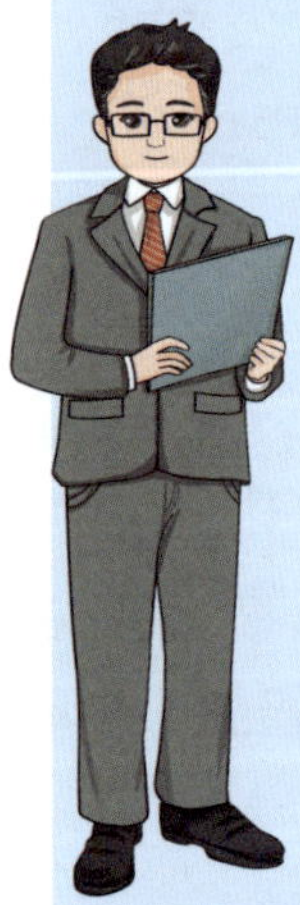

定期筛查，掌握健康主动权　“防患于未然”是最好的保护。胃癌高危女性（如有幽门螺杆菌感染、胃癌家族史或消化道疾病）应定期进行胃镜筛查。幽门螺杆菌是导致胃癌的高危因素，及时检测并根除可降低罹患胃癌的风险。定期检查不仅是对自己的负责，更是对家人的关爱。

远离烟草，拒绝被动伤害　吸烟可增加胃癌的患病风险，长期吸烟者的风险明显高于不吸烟者。二手烟也同样危险，很多女性虽然不吸烟，但长期暴露在二手烟环境中，罹患相关疾病的风险依然增加。烟草不仅伤害胃，也影响皮肤、心血管健康，让衰老加速。远离烟草，就是守护健康、美丽和未来。

运动，增强身体的免疫力　现代女性常因为工作忙碌、家庭责任而忽视运动，但久坐、缺乏体力活动会增加胃癌风险，尤其是腹型肥胖的女性，风险更高。世界卫生组织建议，每周至少进行 150 分钟的中等强度运动（如瑜伽、跑步、游泳）。运动不仅能控制体重，还能增强免疫力。

规律饮食，让胃"有规律地工作" 长期饮食不规律，会增加罹患胃癌的风险。有些女性节食、暴饮暴食、吃消夜，殊不知这样的习惯正在悄悄增加胃癌风险。定时、定量进餐，避免过饱或过饿，才能让胃保持健康状态。

限制酒精，减少隐形风险 很多青年女性喜欢小酌，但要知道，酒精与癌症之间没有"安全剂量"。医学杂志《柳叶刀》中有研究表明，每日摄入 ≥ 14g 酒精的人群，胃癌风险增加 20%，酗酒者（每日摄入 ≥ 42g 酒精）风险增加 30%。与其让酒精侵蚀健康，不如以温暖的茶或新鲜的果汁代替，给自己多一点儿关爱。

健康加油站

胃癌高危人群有哪些

《中国胃癌筛查与早诊早治指南（2022，北京）》推荐我国年龄 45 岁及以上，且符合下列任意条件者为胃癌高风险人群：①长期居住于胃癌高发区（高发地区包括辽东半岛、山东半岛、长江三角洲、太行山脉等，高发省份包括辽宁、福建、甘肃、山东、江苏等）；②幽门螺杆菌感染；③既往患有慢性萎缩性胃炎、胃溃疡、胃息肉、手术后残胃、肥厚性胃炎、恶性贫血等胃癌前疾病；④一级亲属有胃癌病史；⑤存在胃癌其他高危因素（高盐饮食、腌制饮食、吸烟、重度饮酒等）。

（田艳涛）

关键词

胃痛 胃胀 消化道出血

12. 胃癌有哪些**预警症状**

在忙碌的生活中，很多女性习惯将家庭和事业放在首位，忽视了自己的健康。胃癌的早期症状往往隐匿，特别是女性，由于生理和饮食习惯的影响，容易误以为只是胃病或压力过大，从而延误就诊。数据显示，我国胃癌早期确诊率不足20%，大多数患者在症状加重时才就医，已处于中晚期。因此，女性应当关注身体发出的预警信号，结合高危因素，定期筛查。

专家说

不要忽视反复“胃不舒服” 很多女性有胃痛、胃胀的经历，尤其是饮食不规律或压力较大时。如果长期上腹隐痛、饱胀感、反酸、烧心，即使调整饮食后仍无改善，就应提高警惕。随着病情发展，疼痛可能变得持续，甚至影响睡眠和日常生活。

当美食变得“毫无吸引力” 女性的饮食习惯受情绪、压力影响较大，偶尔食欲不佳较常见。但如果持

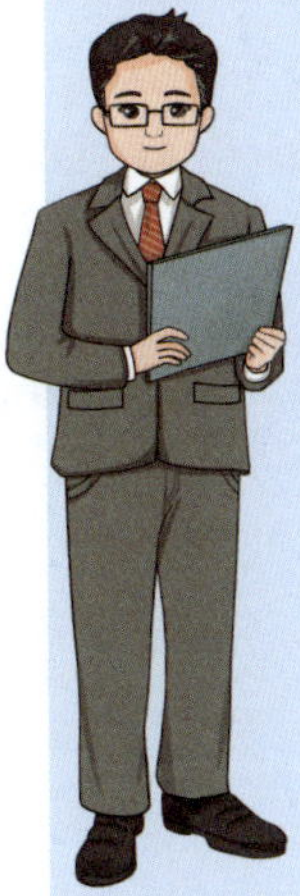

续对食物失去兴趣，进食量明显减少，可能是胃癌的预警信号。即便没有胃痛，长期食欲下降也应及时检查，特别是已有胃病史或胃癌家族史的女性。

消化系统的异常信号　胃癌可能影响胃排空功能，引起恶心、呕吐，尤其是进食后更明显。女性若长期感到胃部不适、吃一点儿东西就恶心、呕吐，应当排查胃部问题。如果吞咽困难或进食时感觉食物下行受阻，则可能是胃食管交界部肿瘤的表现，必须尽早就医。

不明原因的瘦身可能是预警信号　胃癌往往会导致食欲下降、机体高代谢状态，即便没有明显的消化道症状，也可能导致消瘦。很多女性关注体重管理，但若在未刻意减肥的情况下体重短时间内下降超过3~5kg，就需要警惕了。

不可忽视的出血信号　胃癌可能引发消化道出血，表现为黑便（柏油样便）或呕血。有些女性会因贫血而服用铁剂，导致黑便，容易忽略真正的出血信号。如果近期没有服用铁剂、铋剂或食用血制品，却发现黑便或呕血，应尽快进行胃镜检查，不要忽视可能的癌变风险。

健康术语

根据胃癌的浸润深度，可以将侵犯黏膜层和黏膜下层的称为早期胃癌，一旦突破了黏膜下层，便被称为进展期胃癌。早期胃癌由于浸润较浅，其淋巴转移或远处转移风险较低，往往预后较好。

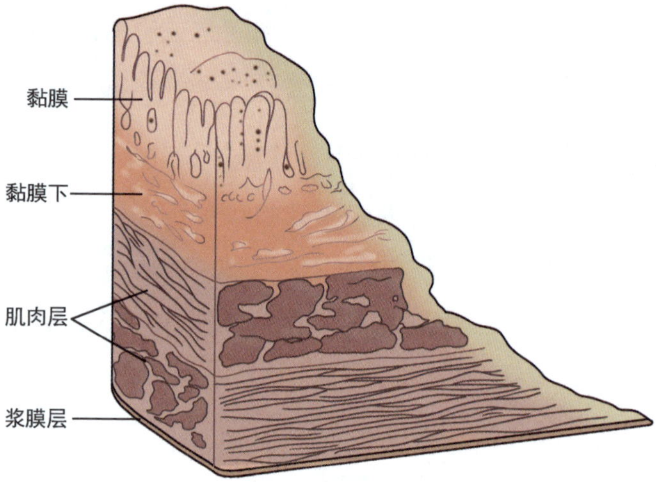

胃壁组织学结构

专家云课堂

如何尽早发现胃癌的蛛丝马迹

（田艳涛）

13. 确诊**胃癌**需要做哪些检查

胃癌的确诊是一个科学、严谨的过程，医生需要结合患者的临床症状、影像学检查、内镜检查及病理学检查等多种手段综合评估。女性因胃癌症状较隐匿，更易忽视早期信号，因此定期体检、尽早筛查尤为重要。以下是常用于确诊胃癌的检查方法。

关键词

胃镜　活体组织检查　超声内镜

专家说

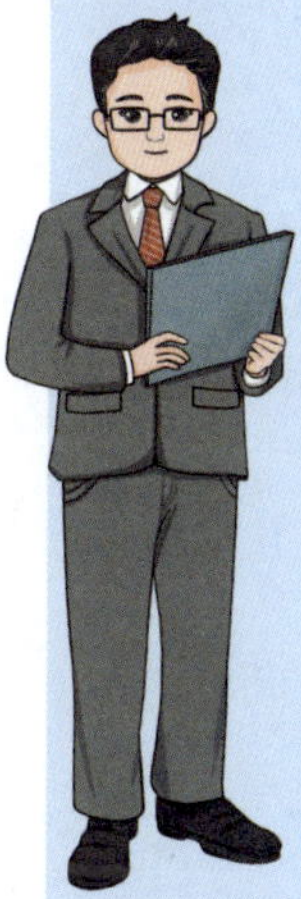

胃镜　是胃癌的重要筛查手段，也是确诊胃癌的核心检查手段，能直观地观察胃黏膜，发现溃疡、肿块或异常增生，并可直接获取活检组织。许多女性因害怕不适而回避胃镜，但无痛胃镜可有效减少不适感，建议高危女性（如有胃癌家族史、长期消化不良或幽门螺杆菌感染）定期检查，避免延误诊断。

活体组织检查　是确诊胃癌的“金标准”，通过胃镜获取的活体组织，病理医生可在显微镜下观察细胞特征，明确是否为胃癌及类型（如腺癌、印戒细胞癌）。此外，*HER2* 基因检测有助于判断患者是否适合进行靶向治疗。女性胃癌患者中，印戒细胞癌比例较高，这种类型更具侵袭性，早期筛查尤为重要。

精准判断病变深度　超声内镜（EUS）结合了内镜和超声技术，能清晰显示胃壁层次及肿瘤的浸润深度，并评估局部淋巴结情况。对于是否适合内镜下微创治疗（如 ESD），超声内镜可提供重要参考。

评估肿瘤扩散情况 CT或MRI主要用于判断胃癌的分期，肿瘤是否侵犯胃壁、累及淋巴结或发生远处转移（如肝、肺）。增强CT能更清晰地显示肿瘤边界，为制订治疗方案提供关键依据。

定期筛查的辅助工具 虽然胃癌缺乏特异性肿瘤标志物，但血液学检查仍可提供辅助诊断信息。常见的胃癌相关肿瘤标志物包括癌胚抗原（CEA）、糖类抗原（CA19-9、CA72-4）。这些肿瘤标志物可用于疾病监测、疗效评估和复发预测。

健康术语

印戒细胞癌 是一种特殊类型的胃癌，其癌细胞胞质内含有大量黏液，把细胞核挤向细胞的一侧，使细胞呈印戒状，故得名印戒细胞癌。该病多发于中青年，尤其是青年女性，此病的发生可能和青年女性的雌激素水平有关。

（田艳涛）

14. 胃癌有哪些**治疗方式**

胃癌的治疗方式多种多样，医生会根据患者的疾病分期、肿瘤位置、身体状况等因素，制订符合指南且个体化的治疗方案。女性患者在治疗过程中不仅要关注治疗效果，还要兼顾术后营养、生活质量和激素代谢变化。

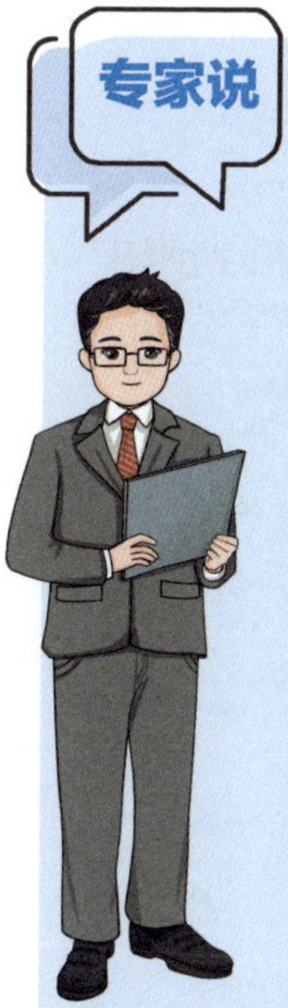

手术治疗——治愈胃癌的关键手段 手术治疗是胃癌的主要根治手段，尤其适用于没有远处转移的早期和中期胃癌患者。应根据肿瘤的分布、大小以及患者的具体情况来选择不同的手术方式。

内镜下治疗：内镜下黏膜切除术（EMR）或内镜黏膜下剥离术（ESD）适用于早期胃癌患者，尤其是年轻女性患者，这种方式可以避免大手术，保留胃功能，减少对消化系统和营养吸收的影响。术后恢复快，生活质量较高。但如果切缘不干净，仍需要补充手术治疗。

部分胃切除术：对于局限于胃某一区域的胃癌，如胃窦癌或胃上部癌，可选择部分胃切除术。女性患者因其生理特点更容易出现术后营养吸收障碍、贫血，因此术后应特别注意铁、钙和维生素 B_{12} 的补充。

全胃切除术：当肿瘤范围较大，淋巴转移明显时，可能需要行全胃切除术。女性患者术后营养代谢变化较大，体重管理和营养支持尤为关键，需要长期关注饮食结构，预防术后贫血和骨质疏松。

术前、术后辅助治疗 对于一些进展期胃癌患者，由于肿瘤存在广泛的局部淋巴转移或远处转移，无法通过单纯的手术治愈，往往需要采用术前辅助治疗，

关键词

内镜下治疗

部分胃切除术

全胃切除术

通常被称为“转化治疗”或“新辅助治疗”。通过化疗、免疫治疗或靶向治疗等方法，消除转移灶、缩小肿瘤体积、减少局部浸润，并控制肿瘤生长，降低术后复发的风险。

支持与姑息性治疗 对于晚期或无法手术的患者，支持与姑息性治疗是提高生活质量的重要手段。这是当肿瘤进展到终末期，不得不采用的减轻患者痛苦、提高生命最终阶段生活质量的手段。胃功能受损或进食困难的患者需要通过胃管或肠外营养支持来改善营养状态，并采用药物控制疼痛、恶心、呕吐等症状，帮助患者保持较好的生活质量。

健康术语

术前辅助治疗（新辅助治疗） 指在术前先行化疗、放疗等治疗，以缩小肿瘤，提高手术成功率，并减少术后复发风险。

术后辅助治疗 指手术后继续进行化疗等治疗，以清除残存肿瘤细胞，降低复发风险，提高长期生存率。

（田艳涛）

15. 影响胃癌患者**预后**的因素有哪些

关键词

TNM 分期　印戒细胞癌

胃癌是全球范围内危害女性健康的重要疾病之一，尤其在晚期确诊的情况下，治疗难度大，预后较差。然而，影响胃癌患者预后的因素不仅有疾病分期，女性在胃癌治疗过程中还要面临营养代谢、治疗依从性、心理压力等独特挑战。了解这些因素有助于患者和家属更好地管理疾病，提高患者的生活质量。

专家说

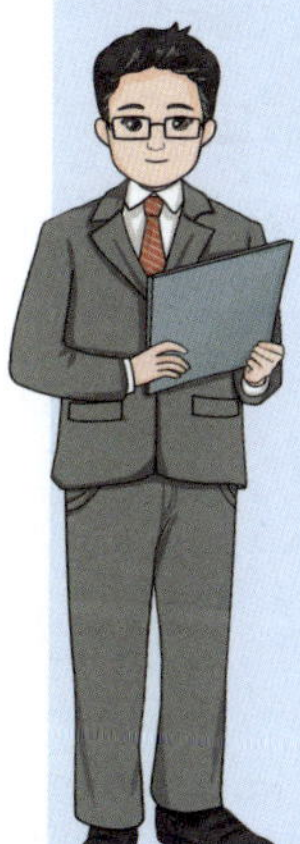

疾病分期——决定治疗效果的核心因素　胃癌的 TNM 分期（T 代表肿瘤的浸润深度，N 代表淋巴转移情况，M 代表是否有远处转移）是评估预后的最重要指标。早期胃癌（Ⅰ期）5 年生存率较高，而Ⅲ期及Ⅳ期胃癌的预后相对较差。由于女性在早期症状较轻，常因胃炎或消化不良而忽视筛查，导致部分患者在确诊时已进入中晚期。因此，定期体检和早期筛查对女性来说尤为关键。

手术切除情况——决定根治率的关键　完全切除肿瘤（R0 切除）是提高生存率的重要因素。对于局限性胃癌，手术切除 + 适当的辅助治疗可显著改善预后。部分女性因术后营养吸收受限、体质较弱或贫血风险较高，术后恢复较男性更具挑战性。因此，女性患者需要特别注意术后营养管理和体能恢复，以降低术后并发症的发生率，提高生活质量。

肿瘤的生物学特性——女性更应警惕特殊类型胃癌 胃癌的病理分型直接影响预后。印戒细胞癌在女性患者中比例较高，这种类型更具侵袭性，易发生腹膜转移，预后较差。此外，低分化腺癌、微血管和淋巴管侵犯也提示更高的复发风险。

围手术期化疗——女性如何应对治疗挑战 围手术期化疗（手术前后辅助化疗）能有效缩小肿瘤、降低复发率，提高长期生存率。女性在治疗过程中更容易产生焦虑和抑郁情绪，家人支持、心理咨询或患者互助团体有助于缓解患者的压力，帮助患者完成全程治疗。

生活方式——女性的健康管理更为重要 女性在胃癌术后更容易出现贫血、营养不良、体重下降等问题，因此生活方式调整对预后尤为关键。在手术恢复后，建议高蛋白、高维生素、低盐、低脂饮食，避免摄入腌制食品、过烫饮食，补充足够的铁、钙和 B 族维生素，预防术后贫血和骨质疏松。适当的有氧运动（如散步、瑜伽）可增强免疫力，提高治疗耐受性，降低复发风险。

（田艳涛）

16. 胃癌术后患者应该如何 恢复饮食

关键词
饮食管理
少量多餐
饮食禁忌

许多女性在经历胃癌手术后会有类似的困惑：“胃切除后还能正常进食吗？”“营养吸收会受到影响吗？”“怎样调整饮食才能恢复得更好？”这些问题不仅关乎术后康复，也影响着女性的体力、免疫力恢复及长期健康。科学合理的饮食管理能帮助患者顺利度过恢复期，提高生活质量。

专家说

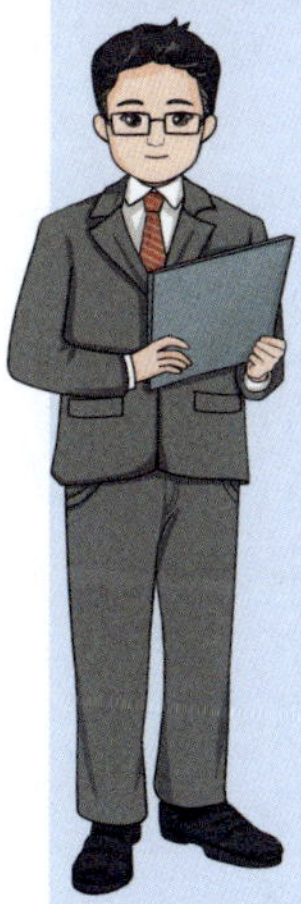

手术类型不同，恢复时间因人而异 无论是部分胃切除术后还是全胃切除术后，患者都可以逐步恢复正常饮食，但需要耐心和科学调整。部分胃切除术后患者的消化功能恢复较快，术后 2~3 个月内可从流质、半流质饮食逐步过渡到软食和普通饮食。全胃切除术后患者，由于胃的存储和消化功能消失，需要更长时间适应，并依靠小肠代偿吸收，调整饮食尤为重要。

胃癌术后的科学饮食管理 少量多餐，细嚼慢咽，均衡营养，规律饮食。如果进食过快或过量，容易导致腹胀、消化不良。建议每天进食 6~8 次，每次少量进食，逐步调整至每日 3~5 次正常饮食模式。进食时细嚼慢咽，帮助食物更好地消化，减轻胃肠负担。

如何选择术后营养补充剂 女性患者在胃切除术

后，营养不良的风险更高，特别是体质较弱或术前已有贫血的女性，可考虑适当补充营养制剂。可选择短肽型营养液、乳清蛋白粉，帮助身体吸收营养，促进肌肉恢复，避免体重过度下降。补充铁剂、维生素 B_{12}、叶酸，并搭配维生素 C 促进铁吸收，补血益气。

术后饮食禁忌 不要盲目忌口，避免“饮食误区”，高蛋白食物，如鱼肉、鸡肉并不会“刺激肿瘤”，而是有助于术后恢复，不必刻意回避。同时，不要迷信昂贵的补品（如人参、灵芝、冬虫夏草），科学、均衡的饮食才是恢复健康的关键。

健康加油站

术后饮食恢复小贴士

术后半个月 以流质、半流质（如米汤、藕粉、蛋羹）为主饮食，逐步适应。

术后半个月到 2 个月 逐步过渡到软食（如蒸蛋、鱼肉、米粥），避免辛辣刺激性食物。

术后 2 个月以上 根据恢复情况，尝试普通饮食，但仍应避免油腻、难消化的食物。

全胃切除术后患者 长期关注贫血、维生素缺乏等问题，适当补充营养素。

（田艳涛）

17. 胃癌患者如何进行

随访和复查

关键词

血液学检查 影像学检查 胃镜检查

尽管胃癌的治疗方式不断进步，但术后复发和远处转移仍是影响患者长期生存的关键问题。定期随访和规范复查，不仅能早期发现病情变化，还能及时调整治疗方案，提高生活质量。对于女性患者，术后营养管理、内分泌变化及心理调适是随访的重要考量因素。

专家说

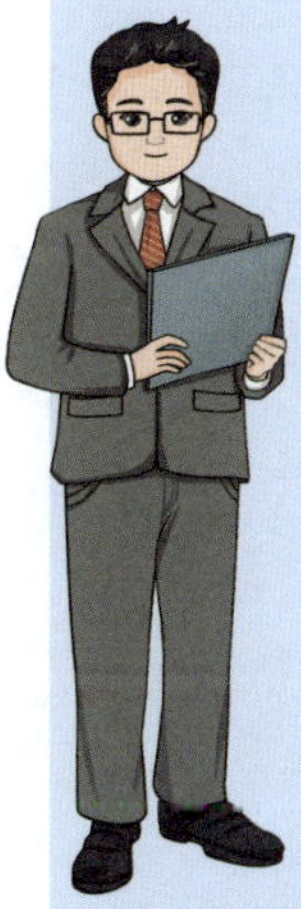

术后复查的内容通常包括血液学检查、影像学检查和胃镜检查。胃癌术后应该定期复查。术后 2 年内，每 3 个月复查一次；术后 2~5 年，每 6 个月复查一次；术后 5 年之后，每 1 年复查一次。

血液学检查　主要包括血常规、血生化和肿瘤标志物检测等。血红蛋白、白细胞及其亚群计数和比例、白蛋白等指标不仅可以反映术后患者的营养状况和炎症状态，还能为辅助治疗提供指导。胃切除术后女性更容易出现缺铁性贫血、维生素 B_{12} 缺乏，建议随访时同步检测铁蛋白、叶酸、维生素 B_{12} 水平，必要时进行补充。

影像学检查　胸、腹、盆腔增强 CT 是评估术后胸腔、腹腔、盆腔器官和组织复发及器官转移的重要手段。相比普通 CT，增强 CT 能更清晰地辨别可疑结节性质，评估其为正常组织，还是炎症改变，或是恶性病变。术后 CT 可能涉及辐射，育龄期或有生育计划的女性可在医生的指导下酌情以 MRI 替代部分 CT 检查。超声检查可以作为 CT 检查的补充手段，如果 CT 检查发现锁骨上淋巴结异常，超声及其引导下的穿刺活检可帮助医生判断锁骨上淋巴结是否存在远处转移。超声检查对于评估其他软组织病变也具有一定价值。女性患者术后随访时，建议关注整体健康状况，如通过乳腺超声或妇科超声筛查常见恶性肿瘤（如乳腺癌、卵巢癌）。

胃镜 胃癌手术通常包括胃切除和消化道重建，消化道吻合处是常见的复发位置，因此对胃肠道管腔及吻合口进行定期评估尤为重要。建议患者每年复查一次胃镜，以便发现局部复发或吻合口问题，内镜医生可以直视消化道内的可疑病变，进行有针对性的取材活检并评估其性质，进而指导后续治疗。此外，部分患者可能出现术后并发症，如胃食管反流、反流性食管炎、吻合口狭窄。胃镜检查能够清晰观察黏膜变化，对相关并发症进行分类与分级，从而指导个体化治疗，改善临床症状，进而提高患者的生活质量。

（田艳涛）

三

肝癌

18. 肝癌有哪些常见类型

关键词

肝细胞癌　肝内胆管癌　混合性肝癌

肝癌是一种常见的恶性肿瘤，分为多种类型，每种类型的成因、特点和治疗方法都不太一样。对于高危人群（如慢性肝病患者、长期饮酒者），定期体检和早期筛查尤为重要。

专家说

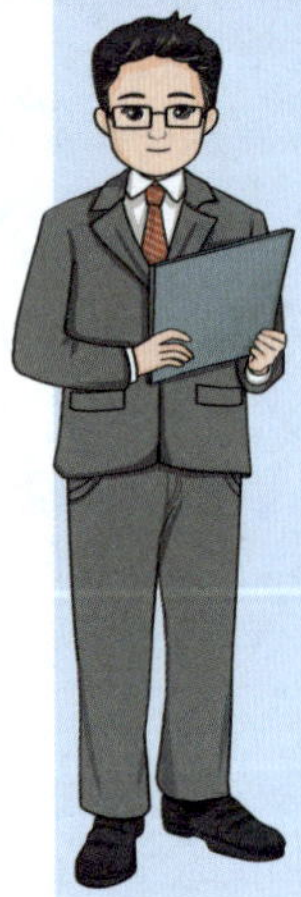

肝细胞癌　是最常见的原发性肝癌，占所有肝癌的 85%~90%。它是由肝细胞（肝脏的主要功能细胞）恶变形成的。早期可能没有明显症状，但随着病情发展，可能出现腹痛、体重下降、黄疸等症状。

肝内胆管癌　起源于肝内胆管，占原发性肝癌的 10%~15%。胆管是肝脏中负责输送胆汁的管道，这种癌症就是胆管细胞发生了恶变。肝内胆管癌的恶性程度较高，容易转移，预后通常比肝细胞癌差，治疗难度更大。

混合性肝癌　是一种相对罕见的肝癌类型，同时包含肝细胞癌和肝内胆管癌的成分。这种肝癌的预后比肝细胞癌差，但比肝内胆管癌要好一些。由于它同时具有两种癌症的特点，治疗起来更为复杂。

转移性肝癌　并不是原发于肝脏的癌症，而是由其他器官的肿瘤细胞转移至肝脏形成的。常见的原发癌包括结直肠癌、胃癌、乳腺癌、胰腺癌和肺癌等。

转移性肝癌治疗时需要结合原发癌的类型和扩散情况，通常需要多学科协作制订治疗方案。

罕见类型肝癌　除了上述常见的肝癌类型，还有一些罕见的肝癌类型，虽然发病率低，但也应引起重视。罕见类型肝癌主要包括肝母细胞瘤、纤维板层型肝癌、未分化癌等。肝母细胞瘤多见于儿童，通常与基因突变有关，部分病例可以通过手术和化疗治愈；纤维板层型肝癌多见于年轻患者，预后相对较好；未分化癌是一种恶性程度极高的肝癌，进展非常快，治疗难度大。

谣言 真相

肝占位性病变一定是肝癌

错，真相是肝占位性病变不一定就是肝癌。肝占位性病变是指在肝脏里发现了一个异常的“肿块”，但它可能是良性的，也可能是恶性的，需要进一步检查才能确定。良性病变很常见，如肝囊肿（形似一个装满液体的小泡）、肝血管瘤（血管异常增生形成的肿块），这些通常不会威胁健康，也不需要特别治疗。还有一些像肝腺瘤、局灶性结节性增生等，虽然名字看起来吓人，但大多数也是良性的。恶性病变则包括前述这些病变，确实需要警惕。发现肝占位后，医生会结合患者的病史和超声、CT、MRI 以及肿瘤标志物等检查来综合判断。所以，发现肝占位不用慌张，及时找医生明确肿块性质是关键。

（朱　凯　王晓颖）

19. 肝癌的**危险因素**有哪些

关键词
病毒感染　肝硬化　黄曲霉毒素

肝癌是一种严重威胁人类健康的恶性肿瘤，尤其是肝细胞癌，占原发性肝癌的绝大多数。虽然肝癌的发病机制复杂，但许多危险因素已经明确，了解这些危险因素，有助于我们更好地预防肝癌，守护肝脏健康。

专家说

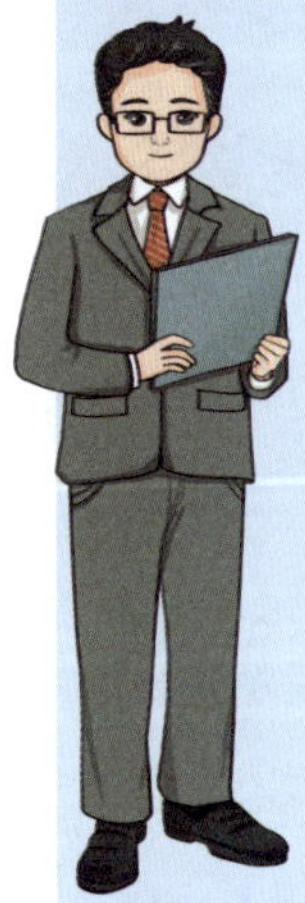

病毒感染　乙型肝炎病毒（HBV）和丙型肝炎病毒（HCV）是肝癌重要的危险因素。长期感染可导致慢性肝炎、肝硬化，最终发展为肝癌。血液传播、垂直传播、性传播是主要传播途径。

肝硬化　是肝癌的“癌前病变”。由病毒性肝炎、酒精性肝病、非酒精性脂肪性肝病、血吸虫病以及自身免疫性肝病等导致。

长期吸烟与饮酒　过量饮酒可引起酒精性肝炎和肝硬化，提高肝细胞癌风险。烟草中的致癌物会加重肝脏负担，与肝癌发生相关。

黄曲霉毒素　常见于霉变的花生、玉米等食物，是强致癌物，可以导致肝细胞 DNA 突变，提高肝癌风险。长期接触其他毒素，如砷、亚硝胺等化学物质，也会增加肝癌患病风险。

非酒精性脂肪性肝炎　俗称脂肪肝，与肥胖、糖尿病、高脂血症等代谢综合征相关，可能导致肝硬化并增加肝细胞癌患病风险。

胆管疾病 胆管结石、原发性硬化性胆管炎（PSC）、寄生虫感染（如肝吸虫）可能增加肝内胆管癌患病风险。

遗传与家族史 肝癌的家族聚集现象可能与遗传易感性、共同生活环境（如乙型肝炎病毒垂直传播）有关。

女性特有的肝癌风险因素 女性在肝癌风险上有一些独特的因素，需要特别关注。首先，长期使用口服避孕药可能与肝腺瘤的发生有关，虽然肝腺瘤通常是良性的，但在少数情况下可能恶变为肝癌。其次，女性在更年期后，由于激素水平的变化，尤其是雌激素减少，可能增加非酒精性脂肪性肝病的风险，而非酒精性脂肪性肝病是肝癌的重要危险因素。此外，女性在怀孕期间如果患有妊娠肝内胆汁淤积症，也可能增加未来患肝癌的风险。值得注意的是，女性在患慢性乙型或丙型病毒性肝炎后，由于免疫反应的差异，可能比男性更容易发展为肝硬化和肝癌。因此，女性应特别注意肝脏健康，定期体检，避免滥用药物，保持健康的生活方式，降低肝癌患病风险。

健康加油站

如何降低肝癌患病风险

降低肝癌患病风险，除了定期筛查，还可以通过多种生活方式和健康管理措施来保护肝脏。首先，接种乙型肝炎疫苗是预防乙型肝炎病毒感染的关键，因为慢性乙型病毒性肝炎是肝癌的主要危险因素。其次，戒酒非常重要，长期酗酒会导致酒精性肝病，进而增加肝癌患病风险。对于已经患有慢性肝病（如乙型病毒性肝炎、丙型病毒性肝炎或肝硬化）的人群，积极治疗是降低肝癌患病风险的核心，如通过抗病毒治疗控制肝炎病毒的复制。再次，健康饮食至关重要，减少黄曲霉毒素的摄入（如不吃发霉的食物），可以减轻肝脏负担。控制体重和预防非酒精性脂肪性肝病同样不可忽视，肥胖和代谢综合征会显著增加肝癌患病风险。最后，避免滥用药物和接触有害化学物质，也能减少对肝脏的损害。通过以上措施，可以有效降低肝癌患病风险，守护肝脏健康。

（朱　凯　王晓颖）

20. 如何筛查肝癌

肝癌是一种隐匿性强、进展迅速的恶性肿瘤，早期往往没有明显症状，等到出现腹痛、消瘦、黄疸等症状时通常已进入中晚期，治疗难度大幅增加。因此，早期筛查是提高肝癌治愈率、延长患者生存期的关键。

专家说

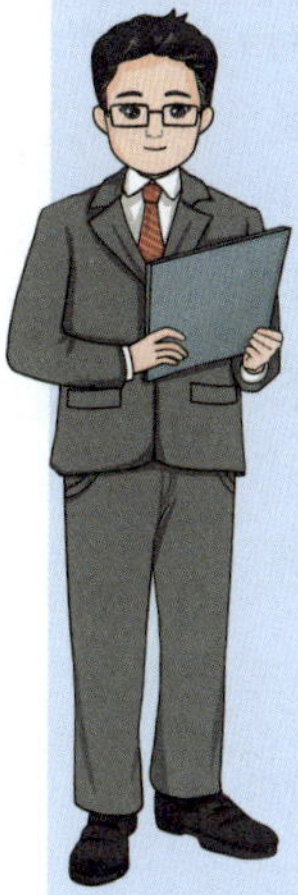

需要定期进行肝癌筛查的人群 以下人群属于肝癌的高危人群，建议定期进行筛查：①慢性乙型或丙型病毒性肝炎患者，病毒性肝炎是肝癌的主要危险因素；②肝硬化患者，肝硬化是肝癌的重要“前奏”；③酗酒者，酒精性肝病可能发展为肝硬化和肝癌；④非酒精性脂肪性肝病患者，尤其是伴有肥胖、糖尿病、高脂血症等代谢综合征的人群；⑤有肝癌家族史者，遗传因素可能增加肝癌患病风险；⑥长期接触黄曲霉毒素者，如经常食用发霉食物。

肝癌的筛查方法 主要包括超声检查和甲胎蛋白检测。超声检查具有无创、便捷、价格低廉的优点，可以初步发现肝脏内异常肿块。甲胎蛋白是一种肿瘤标志物，肝癌患者血液中的甲胎蛋白水平可能升高。但是，甲胎蛋白升高并不一定意味着肝癌，某些肝炎或肝硬化、睾丸肿瘤患者以及孕妇，甲胎蛋白也可能升高；反之，部分肝癌患者的甲胎蛋白水平可能正常。高危人群建议每 6 个月进行一次超声检查和甲胎蛋白检测。

筛查发现异常怎么办 如果筛查发现肝脏占位性病变或甲胎蛋白水平升高，不要恐慌，这并不一定意味着肝癌。临床上将进一步通过增强 CT 或 MRI、超声造影等检查明确占位的性质。

关键词

肝癌 超声 甲胎蛋白

健康术语

肿瘤标志物 是指由肿瘤细胞或机体在肿瘤发生和发展过程中因反应而产生的特定物质，存在于血液、体液或组织中。这些物质可以通过医学检测发现，用于辅助肿瘤的筛查、诊断、治疗监测以及预后评估。肝癌特有的肿瘤标志物包括甲胎蛋白（AFP）、异常凝血酶原（PIVKA-Ⅱ）、糖类抗原（CA19-9）、癌胚抗原（CEA）等。

（朱 凯 王晓颖）

21. 肝癌的**诊断方法**有哪些

肝癌，作为一种常见的恶性肿瘤，早期发现和诊断对于提高治疗效果和患者生存率至关重要。然而，肝癌在早期往往没有明显症状，许多患者在确诊时已经进入中晚期，这给治疗带来了更大挑战。因此，了解肝癌的诊断方法，不仅有助于早期发现疾病，还能为患者争取更多的治疗机会。

专家说

影像学检查 超声检查（B超）常用于初步筛查，发现肝脏肿块。增强CT可见典型的“快进快出”强化模式，适用于诊断肝细胞癌。增强磁共振成像

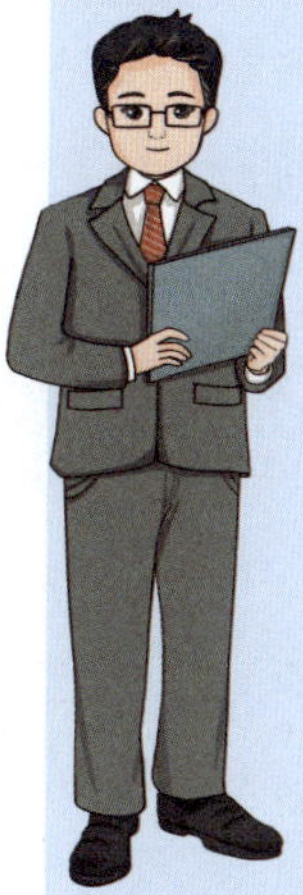

（MRI）在肝癌诊断方面能提供的信息更多，对肝癌的诊断比 CT 更敏感，因此更受医生青睐。对体内有金属植入物的患者、幽闭恐惧症患者以及不能长时间憋气的老年体弱患者，则不一定适合进行 MRI 检查。正电子发射计算机体层显像（PET/CT）可用于检测远处转移。

肿瘤标志物 甲胎蛋白（AFP）是最经典的肝细胞癌标志物，但只有 60% 的肝癌患者 AFP 升高。异常凝血酶原（PIVKA-Ⅱ）、AFP-L3（AFP 异质体）等在肝癌中也有特异性升高，与 AFP 相结合可以提高诊断的准确率。糖类抗原 19-9（CA19-9）在肝内胆管癌或胰腺癌中会有特异性升高，癌胚抗原（CEA）在结肠癌肝转移中具有一定诊断价值。

关键词

超声　甲胎蛋白　穿刺活检

健康加油站

肝癌都需要进行穿刺活检吗

绝大多数情况下，肝癌可以依靠病史、影像学检查和肿瘤标志物确诊，不需要进行穿刺活检。是否需要穿刺活检取决于多种因素，包括影像学检查结果、肿瘤标志物水平、患者的整体健康状况以及治疗计划等。对于有肝硬化或慢性乙型、丙型病毒性肝炎病史的患者，如果影像学检查发现肝脏占位性病变，且符合肝癌的典型表现，通常可以直接诊断，无须活检。如果患者的肿瘤标志物显著升高，并且影像学检查支持肝癌的诊断，医生也可能不需要进行穿刺活检。如果患者没有乙型或丙型病毒性肝炎病史，影像学表现不典型，而且肿瘤标志物水平不高，医生可能建议进行穿刺活检以明确诊断。穿刺活检存在出血和肿瘤播散的风险，因此一定要经过多学科诊疗团队（包括肝胆外科、肿瘤科、放射科等）共同讨论，决定是否需要进行穿刺活检。

（朱　凯　王晓颖）

22. 确诊肝癌后的**治疗方法**有哪些

肝癌是一种复杂的疾病，其治疗方法因患者的具体情况（如肿瘤的大小、位置、分期、肝功能以及患者的整体健康状况）而异。确诊肝癌后，医生会根据这些因素制订个性化治疗方案。那么，确诊肝癌后的治疗方法有哪些呢？

专家说

根治性治疗方法

肝癌的根治性治疗方法有以下三种。

手术切除：适用于肿瘤局限、肝功能良好的患者。主要通过开腹、腹腔镜或机器人手术切除肿瘤及周围部分肝组织。早期肝癌手术切除后5年生存率可达

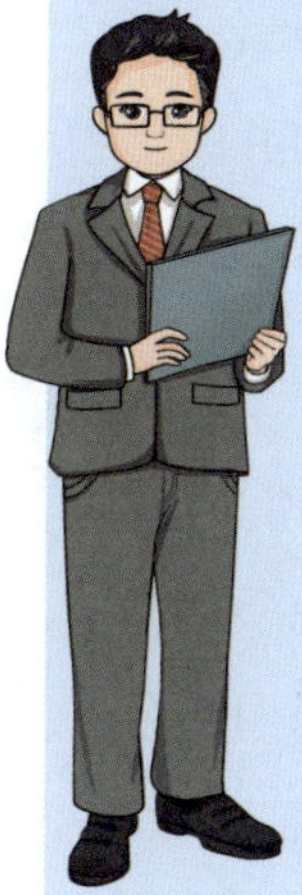

50%~70%。

肝移植：是通过手术将健康的肝脏（来自捐献者）移植到患者体内，替代病变的肝脏。肝移植同时解决了肝癌和肝硬化的问题，但是供肝短缺、术后需要长期免疫抑制治疗，对患者来说仍是较大的挑战。

消融治疗：包括射频消融、微波消融、无水酒精注射以及冷冻治疗等。射频消融与微波消融都是通过高温杀死肿瘤细胞；无水酒精注射适用于无法耐受其他消融治疗的小肿瘤；冷冻治疗通过将冷冻探针插入肿瘤内部，利用液氮或氩气等制冷剂将肿瘤组织迅速冷冻至零下几十摄氏度，使肿瘤细胞冻结、破裂、坏死。相比于手术切除和肝移植，消融治疗具有微创、适用范围广、可重复治疗的优势。

姑息性治疗方法

肝癌的姑息性治疗方法有以下三种。

介入治疗：主要包括经导管动脉化疗栓塞术（TACE）和肝动脉灌注化疗（HAIC）。TACE是通过阻断肿瘤供血动脉，同时注入化疗药，适用于中晚期多发病灶且肝功能尚可的患者。HAIC通过肝动脉持续灌注高浓度化疗药，适用于门静脉癌栓患者。无论是TACE还是HAIC，都可以有效控制肿瘤，甚至缩小肿瘤，为后续手术创造条件。

放疗：是利用高能射线（如X线、质子或重离子）杀死肿瘤细胞的一种治疗方法。立体定向放疗主要通过精准照射肿瘤，用于无法手术的小肿瘤，或淋巴转移、骨转移者。质子治疗和重离子治疗可以进一步减少对正常组织的损伤，提高治疗效果。此外，放疗与免疫治疗、靶向治疗的联合应用也显示出良好前景。

系统性治疗：主要包括靶向治疗和免疫治疗。靶向治疗抑制肿瘤血管生成或特定信号通路，以此抑制肿瘤生长。免疫治疗是近年来癌症治疗领域的一项重大突破，通过激活人体自身免疫系统来识别和攻击肿瘤细胞，主要包括 PD-1/PD-L1 抑制剂等。目前免疫治疗 + 靶向治疗已展现出更好的疗效，能显著延长患者的生存期。

健康加油站

机器人肝切除术怎么做

机器人肝切除术是一种利用机器人辅助系统进行的微创肝脏手术，它通过高精度的机械臂和 3D 高清影像技术，帮助医生更精准地切除肝脏肿瘤。手术开始时，医生在全身麻醉的患者腹部开几个小切口，插入机械臂和摄像臂。医生坐在控制台前，通过操纵杆控制机械臂，利用 3D 高清影像观察手术区域，进行肝脏游离、血管结扎和肿瘤切除。切除的肿瘤会被装入标本袋并通过小切口取出，最后完成止血和缝合。机器人肝切除术的优势在于其高精度操作和微创性，机械臂的灵活性和稳定性使手术更加精准，减少了术中出血和周围组织的损伤。同时，3D 高清视野让医生能够更清晰地观察手术细节，提高了手术的安全性。由于切口小，患者术后疼痛轻、恢复快，住院时间大大缩短。然而，机器人手术费用较高，且医生需要经过培训才能熟练操作。总体而言，机器人肝切除术为肝癌和良性肝脏肿瘤患者提供了一种更安全、更高效的治疗选择，是现代医学技术的重要进步。

（朱　凯　王晓颖）

关键词

复查　随访　复发

23. 肝癌患者术后有哪些注意事项

手术是治疗肝癌的重要手段，但手术后的护理和康复至关重要。科学的术后管理不仅可以帮助患者更快恢复，还能减少并发症，提高生活质量。从住院期间的监护到出院后的定期复查，每一个环节都关乎患者的康复效果。那么，肝癌患者在手术后需要注意哪些事项呢？

专家说

术后早期恢复　术后早期，患者的生命体征，如血压、心率和呼吸都会受到密切监测，确保术后情况稳定。医生会根据具体情况对患者进行药物治疗，如控制感染、减轻疼痛，患者须尽早下床活动，以预防

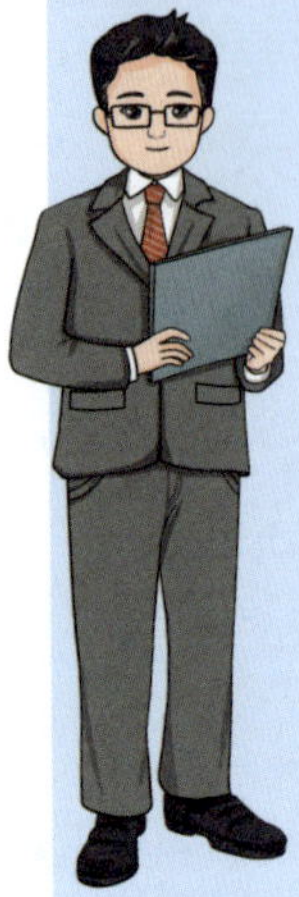

肺部感染和血栓形成。伤口护理非常重要，应保持伤口清洁、干燥，避免感染，同时注意观察伤口是否有红肿、渗液等异常情况。术后患者要定期检查肝功能指标，避免使用对肝脏有损害的药物，并遵循医生的建议多吃富含蛋白质和维生素的食物，帮助肝脏修复。

关注术后复发风险 包括肿瘤巨大、多发、侵犯血管等，对于这类患者，术后建议接受辅助治疗，如术后介入治疗、靶向治疗＋免疫治疗等。

出院后长期管理 定期复查是防止肿瘤复发的关键。患者应按时进行影像学检查（如超声、CT、MRI）和肿瘤标志物检测（如甲胎蛋白），以便早期发现异常。此外，术后随访非常重要，医生会根据患者的恢复情况调整治疗方案。同时，患者还应该控制基础疾病，如乙型病毒性肝炎患者应坚持抗病毒治疗，还应保持健康的生活方式，戒烟、戒酒，适量运动，并注意心理调节，保持积极心态。如果出现腹痛、发热或黄疸等异常症状，应及时就医。

健康加油站

肝癌复发应该怎么办

肝癌复发是许多患者和家属要面临的严峻挑战，但科学的应对策略可以帮助患者重拾希望。首先，需要通过影像学检查（如 CT、MRI）和血液学检查（如甲胎蛋白）明确复发的具体情况，包括肿瘤的大小、位置、数量以及是否转移。根据复发情况，医生会制订个性化的治疗方案。如果复发肿瘤局限且肝功能良好，可能考虑再次手术切除；对于无法手术的小肿瘤，局部治疗（如射频消融、微波消融）也是不错的选择。此外，靶向治疗和免疫治疗为晚期复发患者提供了新的治疗机会。在治疗过程中，患者应定期复查，监测肿瘤变化和肝功能，同时保持健康的生活方式，如戒烟、戒酒、均衡饮食和适量运动。心理支持同样重要，患者和家属应保持积极心态，配合医生治疗。虽然肝癌复发令人担忧，但通过科学治疗和全面管理，许多患者仍能获得良好的生活质量并延长生存期。

（朱　凯　王晓颖）

24. 得了肝癌还能**生育**吗

肝癌作为一种严重的肝脏疾病，不仅对患者的身体健康构成威胁，还可能对生育功能产生影响。对于许多年轻患者或有生育计划的家庭来说，这无疑是一个令人担忧的问题。事实上，肝癌患者是否能够生育，取决于多种因素，包括病情的严重程度、治疗方式、身体的整体状况以及潜在的遗传风险等。那么，得了肝癌还能生育吗?

专家说

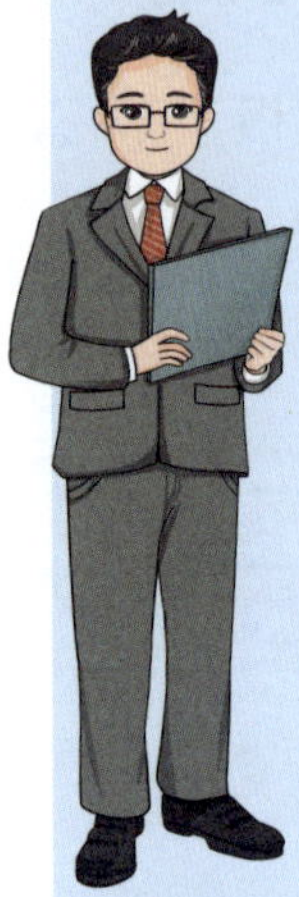

肝癌阶段与治疗影响 对于早期肝癌，通过手术（如部分肝切除）或局部治疗（如射频消融）控制良好，身体恢复后可能具备生育条件，但须评估治疗对生殖系统的影响。对于晚期肝癌，通常需要系统性治疗（化疗、靶向治疗、免疫治疗），可能损害生殖功能。例如，化疗可能导致卵巢早衰，应在治疗前提前考虑生育力保存（如冻卵）。

治疗对生育的潜在风险 手术（肝切除、移植）本身不影响生育，但术后辅助用药是否影响胎儿的健康，应咨询肝脏专科医生和产科医生。靶向治疗可能导致胎儿畸形，应停药至少3~6个月后再考虑怀孕。免疫治疗对胎儿的安全性尚不明确，建议停药6个月后评估生育情况。经导管动脉化疗栓塞术（TACE）中的化疗药可能影响生育功能，建议治疗结束后6~12个月再考虑生育。化疗、放疗可能直接损伤生殖细胞，影响生育力，具体风险取决于药物类型、剂量。

肝功能和妊娠风险 孕期肝脏负担加重，若肝功能较差或合并肝硬化，妊娠风险高，易发生妊娠期肝衰竭、腹腔积液、出血等并发症。建议孕前进行肝功能评估，确保妊娠安全。

孕期的生理挑战 妊娠会增加代谢需求，肝癌患者可能因肝功能受损难以承受额外负荷。雌激素等激素可能促进某些肝癌进展，须由肿瘤科医生评估风险。

母婴健康与遗传风险 若肝癌由乙型或丙型病毒性肝炎引起，需要通过抗病毒治疗和母婴阻断（如新生儿疫苗接种）降低传播风险。治疗期间药物可能影响胎儿，应在受孕前完成治疗或调整治疗方案。

心理与伦理考量 若预期生存期较短，须考虑孩子未来的抚养与安排。由于癌症与生育的双重压力，患者往往需要专业的心理辅导与支持。

健康加油站

如何预防乙型肝炎病毒的垂直传播

垂直传播是乙型肝炎病毒的重要传播途径，但通过科学的预防措施，可以显著降低传播风险，保护婴儿的健康。首先，孕期筛查是关键。所有孕妇应在孕早期进行乙型肝炎病毒筛查，以确定是否感染。如果母亲的乙肝表面抗原（HBsAg）为阳性，尤其是乙肝e抗原（HBeAg）为阳性或病毒载量较高，医生可能建议孕妇在孕晚期进行抗病毒治疗，以降低病毒载量，减少传播风险。其次，新生儿出生后应立即采取预防措施。所有婴儿应在出生后24小时内接种第一剂乙肝疫苗，并在后续完成全程接种。对于乙肝表面抗原阳性母亲所生的婴儿，还应在出生后12小时内注射乙肝免疫球蛋白（HBIG），以提供即时保护。母乳喂养通常是安全的，但如果母亲乳头有破损或出血，应暂停母乳喂养，直到伤口愈合。最后，即使采取了预防措施，乙肝表面抗原阳性母亲所生的婴儿仍应进行长期监测，确保其乙肝表面抗原和抗体水平正常，并定期进行肝功能检查。通过这些综合措施，可以有效预防乙型肝炎病毒的垂直传播，保障母婴健康。

（朱　凯　王晓颖）

四

胰腺肿瘤

25. 哪些女性更容易得**胰腺肿瘤**

关键词：年龄 化学物质暴露 慢性疾病

胰腺是人体消化和内分泌系统的重要器官，既能帮助食物消化，又能调节血糖水平。然而，无论是负责消化的腺体细胞，还是负责调控血糖的胰岛细胞，都可能因异常增生形成胰腺肿瘤。胰腺癌、胰腺囊性肿瘤和胰腺神经内分泌肿瘤是三类常见的胰腺肿瘤。其中，胰腺囊性肿瘤在女性中更为常见，尤其是胰腺浆液性囊腺瘤、胰腺黏液性囊腺瘤和实性假乳头状瘤（女性患者超过 90%）。那么，哪些女性更容易得胰腺肿瘤呢？

专家说

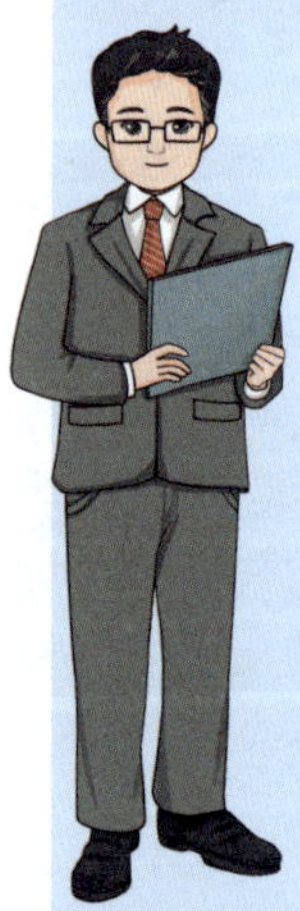

年龄　65 岁以上的老年女性是胰腺肿瘤的高发群体，胰腺癌的发病高峰集中在 75~79 岁。胰腺囊性肿瘤的发病年龄相对较低，其中实性假乳头状瘤好发于 20~40 岁女性，浆液性和黏液性囊腺瘤则多见于 40~60 岁女性。

生活习惯　不良生活习惯与胰腺肿瘤的发生密切相关。例如，吸烟会显著增加胰腺癌的发病风险，酗酒可能导致胰腺慢性损伤。此外，不健康的饮食和生活方式（如高脂、高糖饮食，久坐的生活方式）以及肥胖女性，其胰腺肿瘤发病率明显升高。

化学物质暴露　长期接触某些化学物质可能增加

女性患胰腺肿瘤的风险。这些化学物质包括2-萘胺、联苯胺（常见于化工行业）以及日常环境中的杀虫剂、石棉、苯和氯化烃等致癌物。

慢性疾病 慢性胰腺炎会使胰腺癌的风险升高7倍以上。糖尿病是胰腺癌的一个重要危险因素，50岁以上糖尿病患者在确诊糖尿病3年内罹患胰腺癌的概率约为1%。此外，乙型肝炎病毒感染、系统性红斑狼疮等与胰腺肿瘤存在相关性。

遗传因素 胰腺肿瘤具有一定遗传倾向，约10%的胰腺癌患者与家族遗传有关。如果家族中父母或兄弟姐妹等直系亲属患过胰腺肿瘤，须特别注意，并及时进行遗传咨询。

健康加油站

哪些遗传性疾病与胰腺肿瘤有关

遗传性疾病通常由基因突变引起，目前已知与胰腺肿瘤相关的遗传性疾病包括黑斑息肉综合征、遗传性胰腺炎、家族性恶性黑色素瘤综合征、林奇综合征和遗传性乳腺癌-卵巢癌综合征。这些疾病会导致胰腺肿瘤的风险升高几十倍甚至上百倍。其中，与女性关系最为密切的是遗传性乳腺癌-卵巢癌综合征，该综合征患者患上胰腺癌的风险可升高2~6倍，且发病年龄更低，因此建议高危女性早期进行基因筛查。

（周文涛　楼文晖）

26. 早期胰腺肿瘤有哪些症状

关键词

腹痛 黄疸 血糖异常

胰腺位于腹部深处，大部分胰腺肿瘤在早期并没有明显症状，常被称为“隐秘的杀手”。尽管如此，身体有时会通过一些轻微的不适发出预警。那么，早期胰腺肿瘤可能有哪些信号呢？

专家说

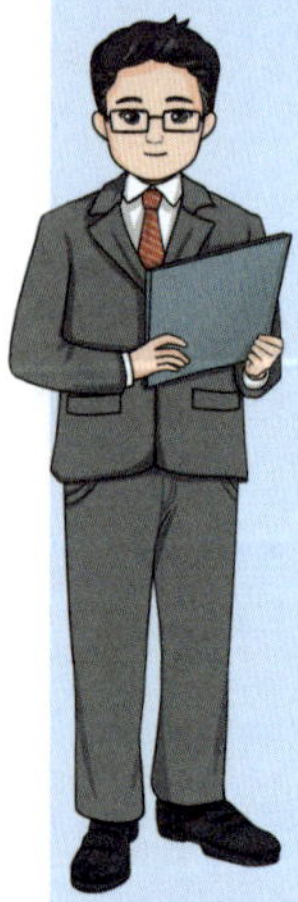

腹痛或腹部不适　腹痛是胰腺肿瘤最常见的早期症状，通常表现为上腹部隐痛或不适，有时伴随腹胀。如果肿瘤诱发胰腺炎，疼痛可能加重，并向左侧腰背部放射。

黄疸　胰头部肿瘤压迫胆总管可能导致黄疸，其表现包括眼睛巩膜和皮肤逐渐变黄、小便颜色加深（呈浓茶样），大便颜色变浅（呈陶土样），同时可能伴有皮肤瘙痒。

腹泻　胰腺肿瘤影响胰腺外分泌功能，会导致胃肠道对脂肪的消化能力下降，引发脂肪泻（大便表面出现油花）。此外，具有激素分泌功能的胰腺神经内分泌肿瘤可能导致顽固性腹泻。

血糖异常　早期胰腺肿瘤可能表现为新发糖尿病，或已有糖尿病患者的血糖异常波动。某些胰腺神经内分泌肿瘤可因分泌胰岛素或胰高血糖素等激素出现顽固性低血糖或高血糖。

其他症状 部分患者可能出现全身乏力、体重减轻、食欲不佳、低热等非特异性症状。这些症状虽然看似常见，但若持续存在或逐渐加重，应引起重视。

健康加油站

什么是胰腺神经内分泌肿瘤

胰腺神经内分泌肿瘤是一类相对少见的胰腺肿瘤，其中约 1/3 的肿瘤具有分泌激素的功能，称为功能性胰腺神经内分泌肿瘤。在功能性胰腺神经内分泌肿瘤中，最常见的是胰岛素瘤，患者因异常分泌的胰岛素导致低血糖症状，如心悸、出冷汗、意识模糊，血糖通常低于 2.8mmol/L，补充糖水后症状迅速缓解。反复出现低血糖症状时，应考虑胰岛素瘤的可能性并及时就医。

胃泌素瘤是第二常见的功能性胰腺神经内分泌肿瘤，患者因胃泌素大量分泌，刺激胃酸过多分泌，出现烧心、反酸、恶心以及难治性消化道溃疡，还可能伴随腹泻。

此外，胰高血糖素瘤表现为高血糖、贫血、皮肤游走性红斑；生长抑素瘤则可引起腹泻、糖尿病、胆道结石等。由于胰腺神经内分泌肿瘤的症状多样，出现相关表现时应及时就医，早诊、早治能显著改善患者的预后。

（周文涛　楼文晖）

关键词

黄疸　肿瘤标志物　内镜超声

27. 如何**确诊**胰腺肿瘤

胰腺肿瘤通常表现隐匿，尤其对于女性患者，出现明显症状时常预示着病情已经较严重。早期发现并明确诊断是提高治愈率、延长生存时间的关键。那么应该如何确诊胰腺肿瘤呢？

专家说

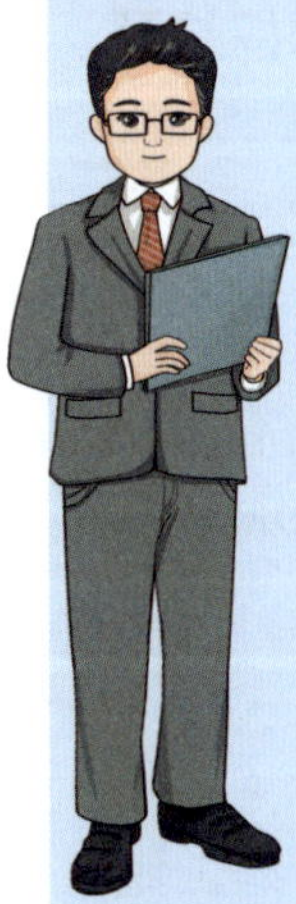

症状　胰腺肿瘤的早期症状不明显，也没有特异性，容易与其他消化系统疾病混淆。如果出现上腹部疼痛、黄疸、消化不良或腹泻，以及低血糖或新发糖尿病、体重明显减轻、乏力等表现，应该引起重视，尽早就医。

体格检查　医生通过体格检查可以获取初步信息并判断病情严重程度。例如，肿瘤压迫胆总管时，患者可能出现眼睛巩膜及皮肤发黄等黄疸表现。此外，医生还会评估患者是否有贫血、营养不良等情况。在腹部检查时，医生可能发现患者中上腹部有压痛，甚至触摸到较大肿块。

辅助检查　是确诊胰腺肿瘤的重要手段，包括实验室检查和影像学检查。实验室检查主要是通过检测血液中的肿瘤标志物（如 CA19-9、CA125、CA242、CA50、CA724、NSE 及 CgA）筛检肿瘤。此外，利用新技术检查血液中的肿瘤细胞及 DNA 等，也可以为明确诊断提供重要线索。

常用的影像学检查包括腹部超声、胰腺增强 CT 或 MRI、PET/CT 等。这些检查可以提供胰腺肿瘤的大小、位置及周围组织受累情况等重要信息。内镜超声引导下胰腺穿刺活检是确诊胰腺肿瘤的关键。通过内镜超声引导直接穿刺胰腺病灶，获取组织样本进行病理检查，不仅可以确认肿瘤的存在，还能明确肿瘤的具体类型，为后续治疗提供重要指导。

健康加油站

什么是内镜超声检查

内镜超声检查是在普通胃镜的基础上，增加超声检查设备。由于胰腺紧贴胃壁，通过内镜超声可以更清晰地观察胰腺，避免常规腹部超声可能受到的干扰。内镜超声检查还可以引导穿刺活检，从胃壁直接取胰腺组织进行病理检查。病理诊断被认为是确诊胰腺肿瘤的“金标准”，不仅可以明确肿瘤性质，还能判断肿瘤的类型，为制订个性化的治疗方案提供依据。内镜超声检查对医生操作技术要求较高，存在一定风险。建议有检查需求的患者到具有丰富经验的大型医院就诊，确保检查的安全性和准确性。

（周文涛　楼文晖）

28. 手术是治疗胰腺肿瘤的**唯一选择**吗

关键词

手术治疗 化疗 放疗

目前，对于大多数实体肿瘤，手术是首选的治疗手段。然而，对于无法手术或不适合手术的患者，化疗、放疗、靶向治疗、免疫治疗等也能起到重要作用。此外，一些新兴的治疗方法，如射频消融和质子 / 重离子治疗，也逐渐被应用于胰腺肿瘤的治疗中。

专家说

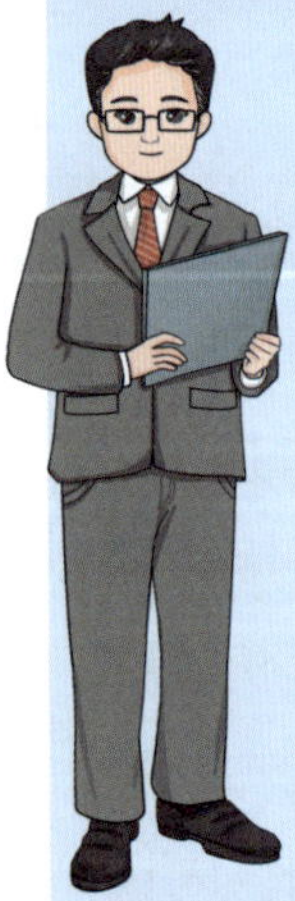

暂时不需要手术 并非所有胰腺肿瘤都需要立即手术。例如，直径小于 1cm 的无症状胰腺神经内分泌肿瘤，以及直径小于 3cm 且没有恶变风险的胰腺囊性肿瘤，可以选择密切随访。这类患者定期检查即可，大多数情况下无须手术干预。

暂时无法手术 如果胰腺肿瘤已经发生远处转移，手术通常无法显著延长患者的生存时间。在这种情况下，应根据具体病情选择放疗、化疗、靶向治疗或介入治疗。此外，胰腺周围分布着重要的大血管，如果肿瘤侵及这些血管，直接手术可能难以完整切除肿瘤，且风险较高。这时，通常会先进行放疗、化疗等综合治疗，待肿瘤缩小后再评估手术的可能性。

可以直接手术 约 20% 的胰腺癌患者以及大部分胰腺囊性肿瘤和胰腺神经内分泌肿瘤患者，可以直接接受手术治疗。手术切除是这些患者最有效的治疗方式。根据术后病理结果，为降低复发风险，部分患者还需要进行放疗、化疗等辅助治疗。此外，对于体质较差且手术风险高的患者，医生可能建议采取保守治疗而非手术干预。

（周文涛　楼文晖）

29. 胰腺肿瘤患者术后应该如何复查及随访

术后复查及随访是胰腺肿瘤治疗的重要组成部分，可以帮助患者及时发现肿瘤复发或转移，帮助医生及时调整治疗方案，从而提高患者的生存率和生活质量。那么患者应该如何有效进行复查及随访呢？

专家说

复查内容　主要包括血液学检查、影像学检查和功能性评估。术后常规复查肿瘤标志物，特别是 CA19-9。若术后该指标升高，可能提示肿瘤复发、转移。需要注意的是，并非所有患者 CA19-9 都会升高，因此血液学检查结果需要结合其他检查及临床症状共同分析。

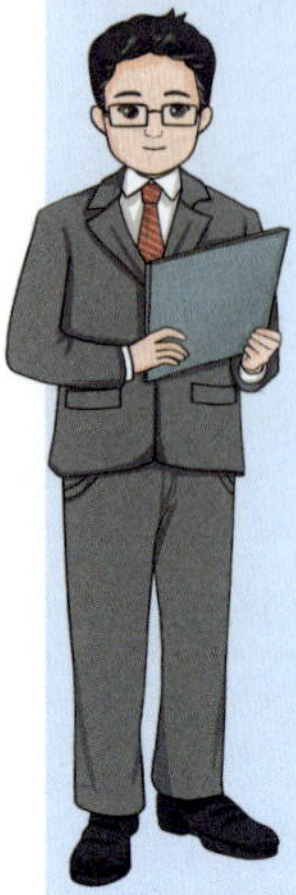

CT 或 MRI 是术后监测肿瘤复发或转移的关键工具。定期进行影像学检查能够帮助医生评估胰腺及其周围器官的状况，及时发现可能的微小转移灶。

术后需要定期检查胰腺功能的恢复情况、胃肠道的消化吸收情况以及肝、肾功能等。这有助于医生及早发现潜在并发症，并采取针对性治疗措施。

复查时间表 术后的前 2 年是肿瘤复发的高风险期，通常建议患者每 3 个月复查一次。2 年后复查频率可适当减少，通常改为每 6~12 个月复查一次，具体安排应根据患者的病情决定。如果患者病情稳定且无复发迹象，可适当延长复查间隔。然而，无论复查间隔如何变化，患者都应保持警惕，若出现体重减轻、腹部不适等症状，应立即咨询医生，必要时提前复查。

多学科随访 胰腺肿瘤患者术后可能出现多种并发症，需要多学科联合随访来全面管理。手术可能影响胰腺功能，导致术后发生糖尿病，需要内分泌科医生的持续监测和指导。此外，部分患者术后可能出现消化不良、腹泻等症状，消化科医生的介入可以帮助缓解这些问题，改善患者的生活质量。

术后患者可能面临焦虑、抑郁等情绪问题，心理咨询和支持对调整心态、保持积极治疗态度至关重要。心理健康状况的改善能帮助患者更好地应对术后的恢复和生活的变化。

（周文涛　楼文晖）

30. 胰腺肿瘤患者术后应该如何合理饮食

关键词：少量多餐　补充胰酶　刺激性食物

术后合理饮食对胰腺肿瘤患者的康复起着重要作用。饮食调整不仅能缓解消化道不适，还能改善营养状况，并帮助降低复发的风险。

专家说

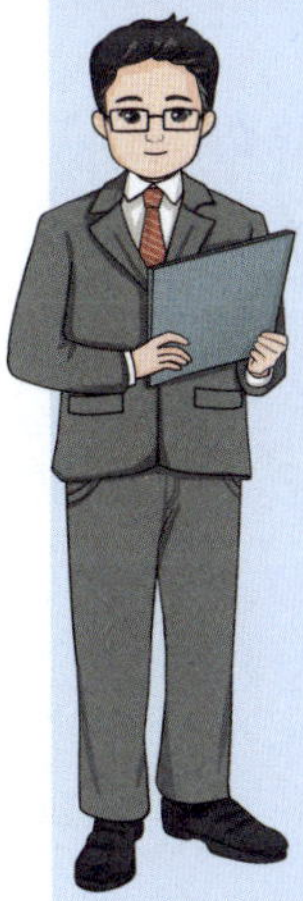

低脂易消化饮食　手术后，由于胰腺功能受损，患者的脂肪消化能力下降，过多的脂肪摄入可能引发消化不良、腹泻等问题。为了减轻胰腺的压力，患者应避免食用油炸食品、全脂乳制品等高脂食物，应选择低脂、易消化食物，如鱼肉、鸡胸肉和豆制品。

少量多餐　术后患者的消化系统恢复可能较慢，过量进食容易导致腹胀、恶心等不适。为了减轻胃肠道负担，建议患者采用少量多餐的饮食模式，即每餐食量适中，避免一次性进食过多。特别是在术后初期，少量多餐能够平稳地提供身体所需的营养，促进体力恢复，加快康复进程。

补充胰酶和维生素　由于胰腺功能受到影响，术后患者可能出现消化酶分泌不足的情况，导致脂肪、蛋白质和碳水化合物消化不良。为此，患者可能需要补充外源性胰酶。胰腺功能不足可能影响脂溶性维生素（如维生素 A、D、E 和 K）的吸收，而这些维生素对免疫系统、血液系统等至关重要。术后患者应根据医生的建议适量补充脂溶性维生素。

避免摄入刺激性食物 术后患者的胃肠道较为敏感，酒精和咖啡因等刺激性食物可能加重胃肠不适，甚至引发炎症，应避免摄入这些刺激性食物。在术后初期，建议患者以清淡、温和的食物为主。随着身体逐渐恢复，可以逐步过渡到正常饮食，但仍应避免摄入过度刺激的食物。

健康术语

脂肪泻 是指由于脂肪代谢或消化异常，未被充分消化的脂肪随大便排出体外。表现为大便油腻、易浮于水面，且伴有明显异味。

（毛威麟　楼文晖）

31. 女性应该如何进行胰腺肿瘤的筛查

女性应关注胰腺健康，通过科学筛查实现胰腺肿瘤的早发现、早治疗。

专家说

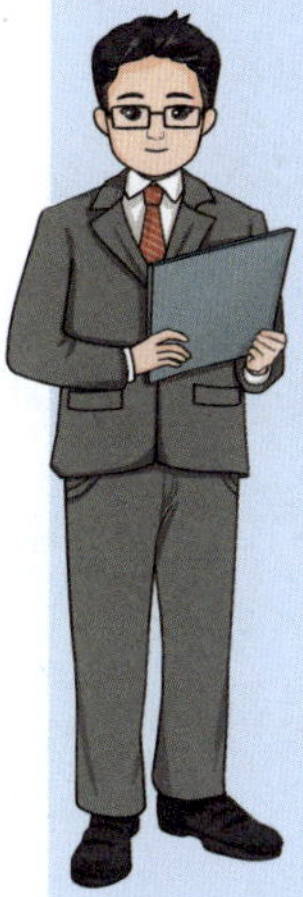

筛查人群 胰腺肿瘤的发病机制复杂，受到遗传和环境因素的双重影响，因此以下高危人群应定期进行筛查。

如果家族中有胰腺癌病例的女性，其患病风险显著增加，尤其是直系亲属曾患胰腺癌者，应特别重视，建议与医生沟通并制订筛查计划。

长期患糖尿病或慢性胰腺炎的女性也是胰腺肿瘤的高危人群。糖尿病患者，尤其是新发糖尿病或血糖控制困难的患者，应警惕胰腺肿瘤的可能性。同样，慢性胰腺炎由于长期的炎症刺激，会增加癌变风险。

对于普通人群，特别是 40 岁以上的女性，随着年龄增长，患胰腺肿瘤的风险逐渐增加。如出现长期腹痛、体重下降、黄疸等症状且原因不明，务必及时就医，接受筛查。

筛查方法 胰腺肿瘤的早期症状通常不明显，因此定期筛查尤为重要。目前筛查胰腺肿瘤的常见方法包括血液肿瘤标志物检测和影像学检查。

CA19-9 是胰腺癌患者常见的肿瘤标志物，但须注意其敏感性和特异性有限，CA19-9 升高也可能与胰腺炎或胆道疾病相关。

影像学检查是胰腺肿瘤筛查的重要手段。CT、MRI 是常用的影像学检查方法，这些检查有助于早期

关键词

慢性胰腺炎 CA19-9 家族史

发现胰腺病变，并判断病变性质。

健康意识提升 胰腺肿瘤的早期发现依赖于每个人对自身健康的关注和对早期信号的警觉。随着年龄的增加，女性的胰腺健康风险逐渐上升，尤其是伴随糖尿病、肥胖等慢性疾病的女性，更应提高对胰腺健康的重视程度。

在日常生活中，女性应当注意上腹部隐痛、食欲下降、体重快速下降、黄疸等症状，这些症状容易被误认为是普通消化系统疾病。然而，如果这些症状持续出现且难以解释，应及时就医，向医生提出筛查建议。对于高危人群，应制订定期筛查计划，每年至少进行一次体检。普通女性应根据年龄、症状变化及生活方式适当调整筛查频率。

健康术语

肿瘤筛查 通过特定检查方法，早期发现体内可能存在的肿瘤或癌前病变。定期筛查可提高肿瘤的早期诊断率，降低治疗难度和死亡风险，适用于高危人群，从而实现早发现、早治疗，减少不必要的检查。

（毛威麟　楼文晖）

五

食管癌

32. 女性**食管癌**患者有哪些发病特点

关键词

胃食管反流　巴雷特食管　过热食物

食管是连接咽喉与胃部的一条管状器官，其主要功能是将食物从口腔输送至胃部。根据解剖位置，食管可分为颈段、胸段和腹段。食管癌是一种起源于食管黏膜上皮细胞的恶性肿瘤，是常见的消化道恶性肿瘤。从流行病学数据来看，食管癌的发病具有明显的性别差异，男性患病率显著高于女性，男女比例大约为 9：1，这种差异与男性更常见的不良生活习惯（如吸烟、饮酒）密切相关。然而，考虑到中国庞大的人口基数，女性食管癌患者的绝对数量仍然很大，需要引起足够重视。

专家说

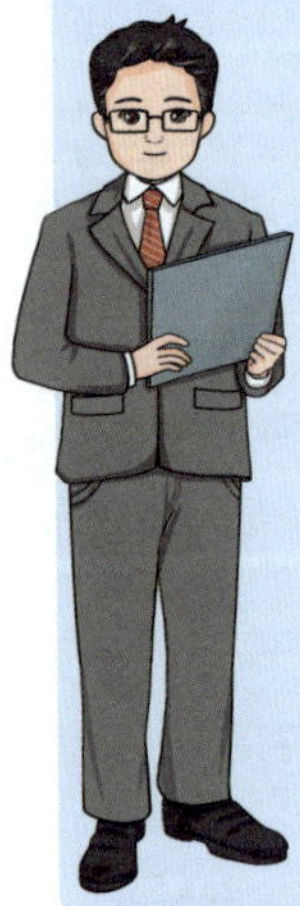

高发部位　食管癌可发生于食管的任何部位，包括颈段、胸段和腹段，但临床统计显示，绝大多数食管癌（70%~80%）集中在中下段，颈段发生率相对较低（约 10%~20%）。这种分布特点与食管不同部位长期暴露于各种致癌物质的程度相关，同时也与解剖结构和生理特点有关。

易患人群　食管癌的发生通常与多种生活方式和健康状况相关。已知其发病与饮食、生活习惯密切相关，包括烫食、热茶、饮酒、吸烟等。对女性而言，主要高危因素如下。

不良饮食习惯：长期食用过热食物（尤其是温度超过 65℃的饮食）、快速进食、偏好腌制和霉变食物。

胃食管反流：长期的胃酸反流会损伤食管黏膜，增加患病风险。

年龄因素：50 岁以后患病风险显著增加。

家族遗传因素：有食管癌家族史者患病风险增加 2~4 倍。

巴雷特食管：是一种食管黏膜的前癌病变，与腺癌密切相关。

虽然女性相对男性在吸烟、饮酒等传统高危因素上暴露较少，但随着现代女性生活方式的变化，这些危险因素在女性群体中的比例也在增加，值得高度关注。另外，女性更易受到饮食习惯（如偏好热食、快速进食）和胃食管反流的影响，这些因素在女性食管癌发病中可能扮演着更重要的角色。

（唐　汉　谭黎杰）

33. 食管癌有哪些**预防策略**

食管癌的发病受多种因素影响，非单一因素所致，而是多种危险因素长期共同作用、慢性刺激导致的结果。主要危险因素包括不良饮食习惯、过量饮酒、吸烟以及遗传等。

关键词

热损伤 戒烟 限酒 家族聚集现象

专家说

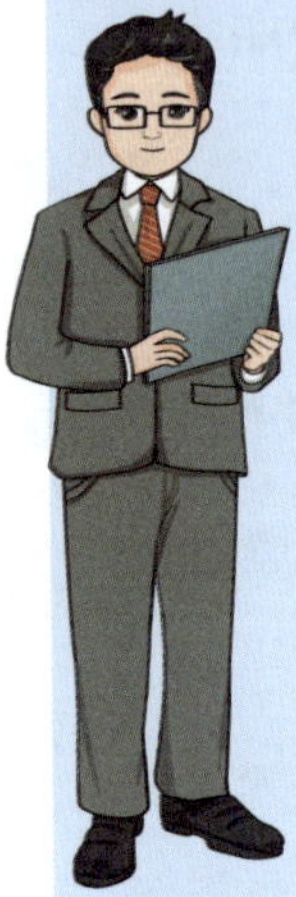

针对上述危险因素，有以下预防策略。

保护食管黏膜 科学研究证实，长期食用温度超过 65℃的热食会造成食管黏膜热损伤，食物中的硝酸盐和亚硝酸盐也会对食管产生化学损伤。这些损伤如反复发生，最终可导致不可逆的黏膜变化，显著提高食管癌发病风险。此外，习惯性进食粗糙、质地过硬的食物，同时进食过快、不充分咀嚼，会造成食管黏膜上皮的物理性微创伤，长期积累可诱发癌变。值得注意的是，新鲜水果和蔬菜中的抗氧化物质（如维生素 C、E，类胡萝卜素等）具有保护食管黏膜的作用，可以降低食管癌的患病风险。

戒烟、限酒 是有效的预防措施，过量饮酒是食管鳞状细胞癌的明确危险因素，流行病学研究表明长期大量饮酒可使患病风险增加 2~5 倍。这主要是因为酒精代谢产物乙醛会持续刺激并损伤食管黏膜，进而促进癌变过程。烟草被世界卫生组织列为 I 类致癌物，含有苯并芘、亚硝胺等数十种致癌成分，与多种恶性肿瘤密切相关。大量流行病学研究已证实，吸烟与食管癌之间存在明确的剂量 - 反应关系，吸烟时间越长、数量越多，患病风险越高。烟酒两种危险因素共存时，二者之间还存在协同作用，会进一步增加食管癌的患病风险。

重视家族聚集现象 食管癌具有明显的家族聚集

特征，这与家族成员相似的遗传背景密切相关。流行病学调查显示，父母双方均患有食管癌的个体，其本人发病风险可增加 8~10 倍。

健康加油站

食管癌预防措施主要是消除各种危险因素，所采取的措施如下。

彻底戒烟并严格限制饮酒 尤其是避免高度白酒，因其对食管黏膜损伤更为严重。女性对酒精的代谢能力通常低于男性，即使少量饮酒也应警惕。

改善饮食习惯 避免食用温度超过 65℃的过热食物，保持“喝温不烫，吃热不烧”的习惯；细嚼慢咽，确保食物充分软化后再咽下；减少进食过硬、过于粗糙的食物，减轻对食管黏膜的物理损伤。

饮食营养应均衡 增加新鲜蔬果摄入，特别是富含维生素 C、E 和类胡萝卜素的食物，如西红柿、柑橘类水果、绿叶蔬菜；适量补充优质蛋白质；减少腌制、熏制、油炸、发酵类食品的摄入比例。

保持健康体重 控制体重，预防肥胖，减少腹内压增高导致的胃食管反流。特别是对中年女性而言，避免腹部肥胖尤为重要。

积极治疗胃食管反流 规范用药，按医嘱定期随访，必要时进行内镜检查，防止长期反流导致的食管黏膜改变。

避免食用霉变食物 确保食物新鲜、储存得当，避免摄入可能含有黄曲霉毒素的霉变食物。

（唐 汉 谭黎杰）

关键词

吞咽困难 声音嘶哑 体重减轻

34. 食管癌有哪些**症状**

食管癌在早期往往症状不明显，随着病情发展，症状会逐渐显现并加重。进食梗阻感是食管癌最典型和常见的症状——由于肿瘤导致食管口径变小，患者会感到食物通过缓慢并有滞留或哽咽感。这种症状最初常在吞咽固体食物（馒头、烙饼等不易嚼碎的食物）时出现，随着疾病进展，症状逐渐加重，最终甚至液体食物也难以下咽。除了这一典型表现，食管癌还有一些易被忽视但同样重要的预警信号。

专家说

食管癌的典型症状 食管癌症状发展通常遵循一定规律：初期可能仅表现为轻微吞咽不适或胸骨后异物感，患者往往不以为意；随后发展为间歇性吞咽困难，特别是进食干硬食物时更加明显；继而进展为持续性吞咽困难，需要用液体帮助食物咽下；最终甚至液体也难以吞咽，伴随明显的疼痛和体重下降。这种逐渐加重的吞咽障碍是食管癌最具特征性的表现，一

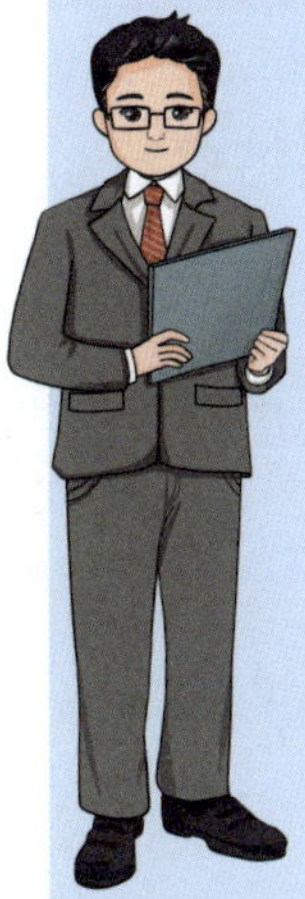

旦出现，应高度警惕并及时就医。

食管癌的非典型症状

食管内异物感：即使不进食时也感觉食管内有异物存在，像有类似米粒或蔬菜碎片黏附在食管上无法吞咽下去的感觉，这种感觉与实际吞咽行为无关。

声音嘶哑：这是一个重要但常被忽视的症状，主要由于肿瘤或转移淋巴结侵犯、压迫喉返神经所致。

胸骨后疼痛或不适：可为持续性隐痛或进食时加重的刺痛，常被误诊为“心绞痛”或“胃炎”。

咳嗽或吸入性肺炎：由于食管与气管相邻，晚期肿瘤侵犯气管或食物反流误吸可导致反复咳嗽或肺部感染。

体重减轻：不明原因的体重明显减轻是恶性肿瘤的常见表现，食管癌患者由于进食受限和肿瘤消耗，常伴有显著的体重减轻和营养不良。

健康加油站

食管癌的早期发现对预后至关重要。早期食管癌的 5 年生存率可达 90% 以上，而晚期则不足 20%。因此，高危人群出现可疑症状时应尽早就医。以下是三点重要建议。

关注身体信号　对于进食时出现的异常感觉（如吞咽不适、食物卡滞、胸痛）不要掉以轻心；出现不明原因的体重下降、声音嘶哑等症状应及时就医。

定期检查 高危人群应定期进行胃镜筛查（40 岁以上建议每 2~3 年筛查一次）；出现可疑症状时应及时完善胃镜、食管钡餐造影等检查；已确诊巴雷特食管的患者须按医嘱定期复查。

关注心理健康 积极、乐观的心态有助于增强免疫力，避免长期焦虑、抑郁。

（唐 汉 谭黎杰）

35. 早期食管癌必须切除食管吗

早期食管癌指的是肿瘤局限于食管黏膜层或黏膜下层，没有淋巴转移或远处转移。这部分患者大多通过早期筛查发现，处于疾病初始阶段，治疗方案的选择直接影响患者的生存质量和长期预后。那么，对于这部分患者是否一定要切除食管呢？

专家说

内镜微创治疗是早期食管癌的重要治疗手段，适用条件为：①肿瘤严格局限于黏膜层（T1a 期），未侵犯黏膜下层；②无淋巴转移迹象；③肿瘤分化良好或中度分化。目前主要有两种内镜治疗技术。

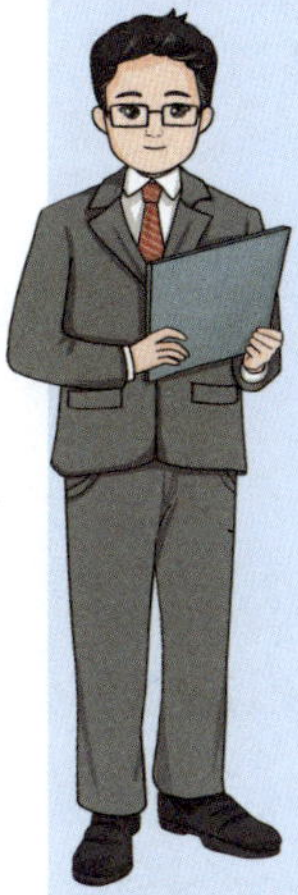

内镜黏膜切除术（EMR） 适合较小的局限性病灶（直径<2cm），通过内镜下注射、套扎和切除完成。操作相对简单，但对于较大病灶可能需要分片切除，存在切除不完全的风险。

内镜黏膜下剥离术（ESD） 适用于较大或形态不规则的病变，能够整块切除病灶，提供完整的病理标本，降低局部复发风险，是目前更为推荐的技术。

内镜治疗的显著优势在于创伤小、恢复快，能够完整保留食管，几乎不影响吞咽功能和消化系统结构。数据显示，严格筛选的病例经内镜治疗后5年生存率可达85%~95%，与手术效果相当，但生活质量明显优于手术患者。术后管理需要密切随访，通常需要在术后第1年每3个月进行一次内镜复查，后续可逐步延长随访间隔。

关键词

内镜黏膜切除术　内镜黏膜下剥离术

健康加油站

内镜治疗需要严格掌握适应证，对于病变范围较广，切除可能存在食管狭窄风险，或者有淋巴血管侵犯、切缘阳性、低分化等淋巴转移风险较高的患者，仍应考虑手术切除，以尽量减少癌症复发和转移的可能性。

（唐　汉　谭黎杰）

36. 局部晚期食管癌应该如何治疗

关键词：新辅助治疗　微创手术　术后辅助治疗

当患者出现进食梗阻等症状时，往往已处于局部晚期阶段——肿瘤原发灶较大，并伴有局部淋巴转移。对于这类患者，手术仍是实现根治的核心手段，但单纯手术已不足以应对复杂的疾病状态。现代医学强调以手术为基础，辅以化疗、放疗、免疫治疗等多模式综合治疗策略，显著提高了治疗效果，延长了患者的生存期，改善预后。

专家说

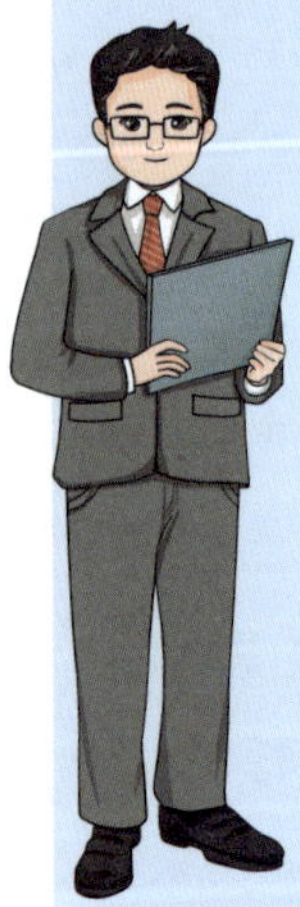

局部晚期食管癌（肿瘤侵犯肌层或邻近组织，伴区域淋巴转移）的综合治疗策略　应采取“手术＋综合治疗”的整体模式，核心目标是争取根治性切除并最大程度降低复发风险。现代治疗路径主要有以下三种。

术前新辅助治疗：术前同步放疗、化疗已成为标准治疗模式，可有效缩小肿瘤体积、降低肿瘤分期，显著改善长期预后。近年来，联合 PD-1 抑制剂的新辅助治疗方案已逐步进入临床实践，进一步提高了局部晚期食管癌的治疗效果。

微创外科手术：现代食管癌外科手术经历了从传统开胸手术到微创手术的巨大变革。微创手术仅在胸壁和腹壁上开几个操作孔，即可完成肿瘤切除和消化道重建，具有创伤小、恢复快、出血少、并发症发生率低等显著优势。目前食管癌微创手术技术已相当成熟，在大型食管癌专科中心已成为标准术式。机器人手术代表着微创技术的进一步发展，可以提供更精准的操作和更好的视野，有望进一步提高手术质量。

术后辅助治疗：根据患者术后恢复情况、病理结果（高危因素）和耐受程度，医生会制订差异化辅助治疗方案。

多学科协作的重要性 局部晚期食管癌治疗的复杂性决定了必须依靠多学科诊疗团队协作。

术前精准评估：须结合增强 CT、PET/CT、超声内镜（EUS）等多种检查手段进行精准分期，评估手术的可行性。

治疗策略制订：外科、肿瘤内科、放疗科等多学科专家共同参与，为每位患者制订个体化治疗方案。

术后综合管理：包括营养支持、呼吸功能锻炼、吞咽康复训练等。

长期随访：制订规范的随访计划（通常每 3~6 个月复查胃镜 / 影像学检查)，及时发现并处理可能的复发或转移。

（唐　汉　谭黎杰）

37. 食管癌术后**短期恢复**需要注意哪些问题

关键词

术后镇痛　营养支持　早期活动

食管癌手术是胸外科领域较为复杂的手术之一，术后的短期恢复对患者长期预后和生活质量至关重要。手术涉及胸腔和腹腔，创伤较大，术后恢复过程需要患者、家属和医护人员的共同努力，全面把握关键环节，以减少并发症，促进康复。

专家说

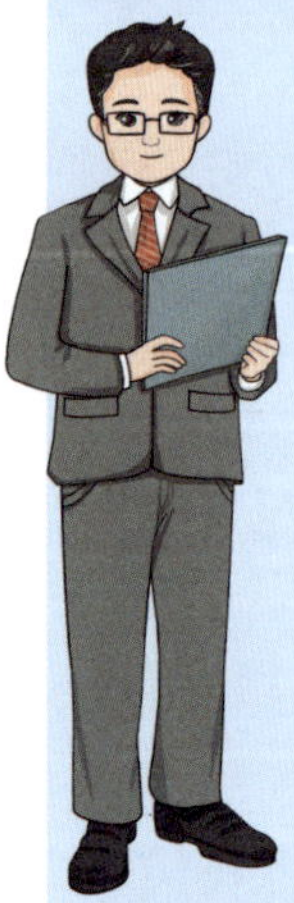

术后疼痛管理　是舒适化康复的基础，食管癌手术创伤较大，尤其是传统开胸手术需要切断肋骨，术后疼痛往往较为严重。有效的疼痛管理是术后康复的基础环节。

微创技术的优势：胸腔镜或机器人辅助下微创手术大大减少了组织创伤，术后疼痛明显减轻，有助于患者早期活动和呼吸功能恢复。

多模式镇痛：常采用患者自控镇痛（PCA）、椎旁神经阻滞或硬膜外麻醉等技术，配合口服镇痛药，实现全方位镇痛。疼痛控制良好不仅提高了患者的舒适度，还能减少呼吸抑制，降低肺部并发症的风险。

术后营养支持　是康复的动力源泉，由于食管切除术对消化道进行了重建，术后营养支持需要科学规划。

短期禁食：术后通常需要短期禁食（7 天），以保护吻合口，促进愈合。在此期间主要通过静脉或鼻肠管喂养提供营养支持。患者和家属需要充分理解禁食的必要性，不可擅自进食。

恢复进食：经医生评估允许进食后，应遵循“由少到多、由流质到软食”的原则循序渐进恢复进食。初期每次少量进食（30~50mL），观察无不适后逐渐增加进食量。一般顺序为：清水→温开水→米汤→流质→半流质→软食→普食。

饮食技巧：采用“少量多餐”（每日 6~8 次）的方式，细嚼慢咽，餐后保持上身稍抬高状态 30 分钟，避免进食过饱和进食后立即平卧，减少反流和吸入风险。

早期活动 可以促进整体功能恢复，是术后康复的重要环节，特别是在微创手术推广后更易实施。

循序渐进：术后 24 小时内可进行床上活动（如踝泵运动、深呼吸练习）；24 小时后在医护人员的协助下可尝试下床活动，逐步增加活动量和时间。

多重益处：早期活动可促进肠蠕动、预防深静脉血栓、改善呼吸功能、增强体力和免疫力，甚至有助于减轻术后疼痛。

健康加油站

术后 1 个月是食管癌手术恢复的黄金期，患者和家属需要配合进行科学康复。

术后早期（1~7 天）关注重点 ①密切监测患者的体温、心率、呼吸、血氧等生命体征，发现异常及时报告；②伤口护理：保持伤口清洁、干燥，观察引流液的性质和量，保持引流管通畅；③咳嗽时轻按伤口以减轻疼痛，确保有效咳嗽；④严格执行医嘱进行营养支持，不可擅自进食。

恢复期（7~30天）注意事项 ①从少量清流食逐步过渡到进食软食，避免进食辛辣刺激和过硬食物；②每次进食量控制在八分饱，餐后保持坐立位30分钟以防止反流；③逐步增加活动量，但应避免剧烈运动和重体力劳动；④警惕吻合口瘘症状（如胸痛、高热、呼吸困难）及肺部感染。

生活调适建议 ①坚持少食多餐（每日6~8次），细嚼慢咽，避免进食过快；②睡眠时床头抬高15°~30°，减少夜间反流；③保持积极心态，合理安排休息与活动；④术后1个月复查，严格遵医嘱进行随访和检查。

红色警示信号 出现以下症状须立即就医：①呕血或咯血；②持续高热不退；③剧烈胸痛或呼吸困难加重；④伤口出现异常红肿、渗液增多。

食管癌手术后的短期恢复是一个系统工程，需要患者、家属与医疗团队密切配合。通过科学的围手术期管理和精细化康复，大多数患者可以顺利度过，为长期生存和良好生活质量奠定基础。

（唐　汉　谭黎杰）

38. 食管癌患者如何进行复查与随访

关键词：分阶段随访　个体化方案　长期管理

食管癌治疗后的规范复查与随访是长期管理的核心环节，对于及时发现复发转移、处理后续并发症和确保患者生活质量具有决定性作用。科学合理的随访方案能够在最大程度保障患者安全的同时，避免过度检查带来的经济负担和心理压力。

专家说

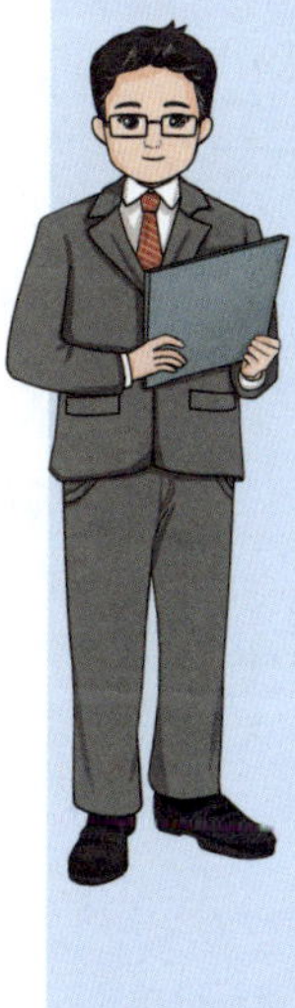

系统化分阶段随访计划　食管癌术后随访应遵循“前密后疏”的总体原则，根据复发风险分层设计不同频率的随访方案。

短期随访（术后 1 个月）：①重点评估手术伤口愈合情况、基础生理功能恢复状况；②主要检查包括胸片、血常规；③临床意义为评估患者能否耐受后续治疗（如辅助放疗、化疗）。

高危期随访（术后 1~2 年）：①频率为每 3 个月一次；②常规检查包括肿瘤标志物（如 CEA、SCC-Ag）、颈部和腹部超声、胸部 CT；③可根据临床症状和原发肿瘤特点增加相应检查，如出现吞咽困难时须及时进行内镜检查。

中危期随访（术后 2~5 年）：①频率为每 6 个月

一次；②检查内容基本同高危期，但可根据既往随访结果适当调整。

长期随访（术后5年后）：①频率为每年一次；②检查内容包括常规肿瘤标志物、胸部CT、超声等，每年至少进行一次胃镜检查。

随访的灵活性与预警症状 随访方案应根据患者个体情况灵活调整，并重视预警症状。

随访的灵活性：随访时间安排并非一成不变，若因特殊情况（如异地就医困难）导致患者错过常规随访时间，应及时补上检查并对后续计划进行相应调整，确保随访的连续性。

预警症状：患者若出现以下任何预警症状，不应等待下次预约随访，应立即就医评估。①进行性体重下降；②进食困难或吞咽障碍加重；③反复呕吐或吞咽时疼痛；④声音嘶哑或持续性胸背痛；⑤异常的淋巴结肿大；⑥不明原因的乏力、贫血或发热。

健康加油站

食管癌患者出院后，定期复查与随访是健康管理的核心环节，也是提高长期生存率的关键因素。以下是四点重要建议。

建立随访档案 ①保留所有检查报告和治疗记录，形成个人健康档案；②制订个人随访日历，提前安排检查时间，避免遗漏。

遵循医嘱进行分阶段复查 ①严格按照医生制订

的随访计划进行复查；②切勿擅自减少检查频率或项目；③若因特殊情况无法按时复查，应尽快补检并咨询医生调整后续计划。

警惕身体变化与预警信号 ①保持对身体的自我观察习惯，记录任何异常变化；②不要等待常规随访时间，出现异常症状应立即就医。

保持健康生活方式 ①在医生的指导下保持合理的饮食和适度运动；②彻底戒烟、戒酒，避免接触其他可能的致癌物质；③保持乐观心态，积极参与社会活动，提高生活质量。

定期随访不仅是发现问题的手段，更是对健康负责的态度。患者与医疗团队是长期的合作伙伴，共同的目标是守护患者的健康和生活质量。

（唐　汉　谭黎杰）

六

膀胱癌与肾癌

39. 男性和女性，哪个更容易得膀胱癌

关键词：膀胱癌　吸烟　膀胱结石

膀胱癌，顾名思义，是指发生在膀胱黏膜上的恶性肿瘤，包括尿路上皮癌、鳞状细胞癌和腺癌等，其中最常见的就是尿路上皮癌。膀胱作为人体重要的储尿器官，其内表面的上皮细胞在正常情况下会不断更新，但当这些细胞异常增生时，便可能形成肿瘤，即膀胱癌。膀胱癌是泌尿系统肿瘤中的常见类型，其发病率在泌尿系统肿瘤中位居前列。那么，膀胱癌是否会更容易找上某种性别的人呢？

专家说

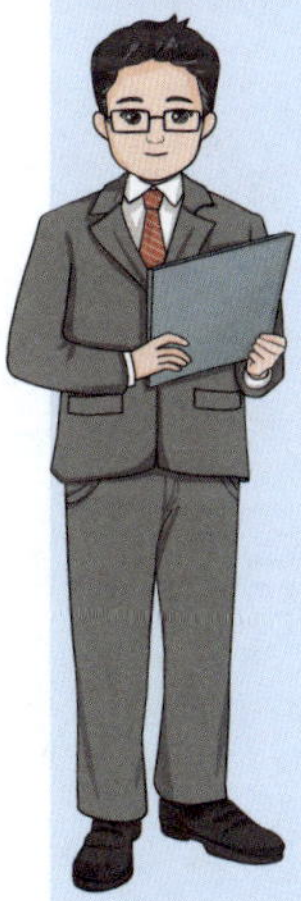

膀胱癌的病因　膀胱癌的发生是遗传因素和环境因素共同作用的结果。尽管具体病因尚未完全明确，但已有研究表明，长期吸烟、接触某些化学物质（如染料、橡胶工业中的某些成分）、慢性刺激（如血吸虫病、膀胱结石）、药物因素（如环磷酰胺、非那西汀）、盆腔放疗以及遗传因素等都可能增加患膀胱癌的风险。值得注意的是，膀胱癌的发生存在着非常明显的性别差异，男性比女性更容易患膀胱癌。据统计，男性膀胱癌的发病率约为 10.15/10 万，而女性膀胱癌的发病率则为 2.85/10 万，男性发病率大约是女性的 3~4 倍。这种性别差异可能与男性和女性之间的生理和遗传差异有关。例如，男性中吸烟者比例较高，而吸烟是膀胱癌公认的确切的致癌因素。

膀胱癌的预防 建议高风险人群，如长期吸烟者、接触某些化学物质的工作者等，定期进行膀胱癌筛查，以便早期发现异常。此外，保持健康的生活方式和避免暴露在已知的致癌因素中也有助于降低患膀胱癌的风险。如果出现无痛性肉眼血尿、尿频、尿急以及尿痛等症状，应及时就医，以便早期发现和治疗膀胱癌，提高患者的生存率和生活质量。

健康术语

尿路上皮 是覆盖在泌尿系统内壁的特殊上皮组织，包括肾脏、输尿管、膀胱和尿道。它由紧密排列的上皮细胞构成，形成一道光滑的保护屏障。这层组织不仅能防止尿液中的有害物质侵蚀深层组织，还能确保尿液顺畅排出，避免潴留引发感染。就像人体泌尿系统的“内衬”，尿路上皮对维持泌尿系统功能起着重要的保护作用。

（熊 鹰 郭剑明）

40. 早期膀胱癌有哪些症状

膀胱癌，这个潜伏在膀胱里的“隐形杀手”，早期可能悄无声息，但随着病情发展，会逐渐显露出一些蛛丝马迹。那么，早期膀胱癌究竟有哪些症状呢？

健康术语

膀胱刺激征 是指由于膀胱受到炎症或其他刺激因素影响而引发的一系列不适症状，主要表现为排尿次数明显增多（尿频）、突发且难以控制的强烈尿意（尿急），以及排尿时出现的疼痛或烧灼感（尿痛）。这些症状往往提示可能存在泌尿系统疾病，如膀胱炎、尿路结石或膀胱肿瘤。当出现这些症状时，建议患者及时就医，通过专业诊断明确具体病因，以便采取针对性的治疗措施。早期发现和治疗不仅能有效缓解症状，更能预防潜在疾病的进一步发展。

专家说

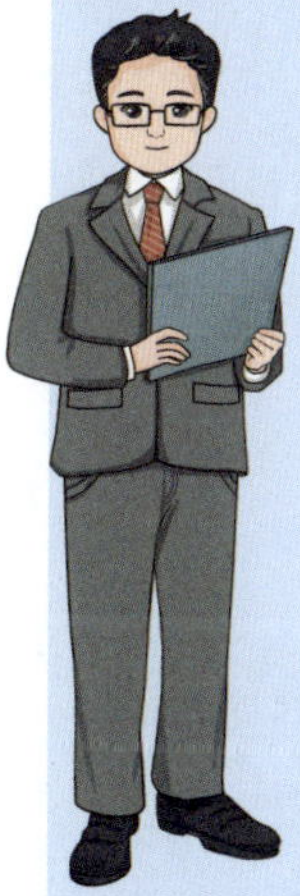

早期膀胱癌的症状 膀胱癌最典型的症状是间歇性、无痛性肉眼血尿，70%~98% 的患者会出现这一警示信号。血尿可能表现为全程血尿或终末血尿，程度轻重不一，严重时可伴有血块排出。除血尿外，患者还可能出现尿频、尿急等膀胱刺激症状，这往往与肿瘤坏死、溃疡或继发感染有关。随着病情进展，可能出现排尿困难、尿潴留等症状。晚期患者可因输尿管梗阻而出现腰痛、尿毒症，甚至出现盆腔侵犯导致的腰骶部疼痛和下肢水肿，同时伴有贫血、消瘦等全身症状。

膀胱癌特殊的病理类型 包括膀胱鳞癌和腺癌，两者恶性程度较高。鳞癌多与膀胱结石长期刺激相关，10%~20% 的鳞癌患者合并膀胱结石。腺癌可起源于正常或异常膀胱组织，有时以腺性膀胱炎为前驱表现。

对于血尿等可疑症状应及时就诊，早期诊断和治疗对改善预后至关重要。

（熊　鹰　郭剑明）

关键词

经尿道膀胱肿瘤电切术　三联疗法

41. 得了膀胱癌就要切除膀胱吗

一提到膀胱癌，很多人可能立刻想到“切除膀胱”这几个字，心里不由得紧张起来。实际上，膀胱癌的治疗方式并不是只有切除膀胱这一种，而是根据病情的不同，有针对性地选择治疗方案，并不一定要切除膀胱。

专家说

非肌层浸润性膀胱癌的治疗　膀胱癌的生物学特性差异较大，有的温和，有的恶性程度高。治疗以手术为主，配合化疗、放疗和免疫治疗。对于未侵犯肌层的肿瘤，通常采用经尿道膀胱肿瘤电切术，这是一种微创手术，能精准切除肿瘤及周边 2cm 范围的膀胱黏膜，同时保留膀胱功能。术后需要配合膀胱灌注化

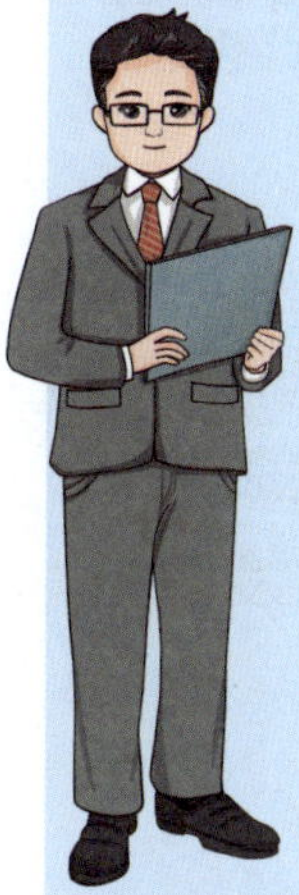

疗或免疫治疗，以杀灭可能残留的肿瘤细胞，降低复发风险。

肌层浸润性膀胱癌的治疗 如果肿瘤已经侵犯肌层，治疗更为复杂。对于局限性的低度恶性肿瘤，仍可尝试经尿道膀胱肿瘤电切术；但多数情况下，可能需要进行膀胱部分切除术或根治性全膀胱切除术，术后需要进行尿流改道。近年来，保留膀胱的综合治疗方案——三联疗法（最大程度电切术 + 同期放疗、化疗）逐渐成熟，为不适合或不愿接受膀胱切除的患者提供了新的治疗选择。

对于已经发生转移的膀胱癌患者来说，治疗重点将转向全身治疗。这时化疗成为主要治疗手段，通过药物来杀灭体内的肿瘤细胞，延长患者的生存期。

健康术语

经尿道膀胱肿瘤电切术 是一种微创手术方式，医生通过尿道插入内镜，在直视下用高频电刀切除膀胱肿瘤，并电灼肿瘤基底以防复发。该手术创伤小、恢复快，能保留膀胱的排尿功能，主要适用于未侵犯肌层的膀胱癌。术后应定期复查，并可能需要进行膀胱灌注治疗以降低复发风险。

（熊　鹰　郭剑明）

42. 膀胱癌术后应该如何排尿

关键词

导尿管　尿流改道　造口

膀胱，作为人体储存尿液的重要器官，在维持正常排尿功能中起着至关重要的作用。然而，当膀胱遭遇癌症侵袭，手术往往成为治疗的首选方式。那么，在经历了手术之后，患者的排尿方式会发生怎样的变化，又应该如何正确排尿呢？

专家说

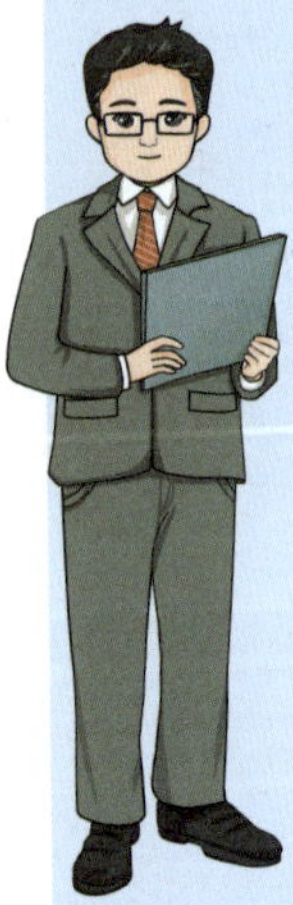

对于接受经尿道膀胱肿瘤电切术的患者，术后会留置一段时间导尿管以辅助排尿。待膀胱功能恢复后即可拔除导尿管，患者便能恢复自然的排尿功能。

对于接受根治性全膀胱切除术的患者，医生会根据具体情况选择不同的尿流改道方式。传统的输尿管皮肤造口和回肠代膀胱术都需要通过腹部造口排尿，须使用专门的造口袋。患者只需要学会如何更换和清洁造口袋，就可以保持造口处的卫生，避免感染，并顺利排出尿液。原位新膀胱术，则是利用患者自身的肠段在原来膀胱位置构建新的储尿囊，并与尿道直接吻合。这种方式能让患者通过原有尿道自然排尿。

无论采用何种方式，通过医生的专业指导和患者的积极配合，都能很好地适应新的排尿模式。

健康术语

输尿管皮肤造口 就像是一种特别的“尿流改道”方法。当因为膀胱癌等原因需要切除膀胱时，医生就会把原本通往膀胱的输尿管接到肚子上的一个小开口，让尿液从这个新开口流出来。这样，即使没有了膀胱，患者也能正常排尿。不过，术后患者需要在肚子上贴一个特制的袋子来收集尿液，并且要特别注意保护这个新“出口”，避免感染和其他问题。

（熊 鹰 郭剑明）

43. 膀胱灌注后会尿频吗

在膀胱癌的综合治疗中，膀胱灌注治疗作为一种重要的辅助治疗手段，被广泛应用于临床。然而，许多患者在接受这一治疗后，会关心一个问题：“膀胱灌注后会不会尿频”？

专家说

膀胱灌注治疗后的尿频症状 膀胱灌注治疗是将化疗药或免疫药直接注入膀胱，以杀灭残留的肿瘤细胞、预防复发的重要治疗手段。治疗后可能出现尿频症状，这是由于药物对膀胱黏膜的刺激所致。患者会

关键词 膀胱灌注 尿频

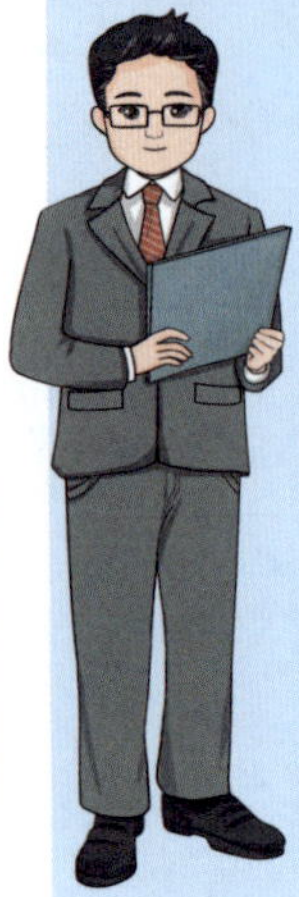

感到排尿次数明显增多，给日常生活带来不便。

如何处理膀胱灌注治疗后的尿频 这种尿频通常是暂时性的，随着药物排出和膀胱适应会逐渐缓解。医生会根据患者的反应调整药物剂量和灌注频率。患者应注意，在接受膀胱灌注治疗后，如果出现尿频症状，无须过分担忧。重要的是要遵循医生的指导，做好日常护理，密切观察症状变化，并及时与医生沟通。医生会根据患者的实际情况调整治疗方案，确保患者能够顺利度过这一时期，最终恢复正常的排尿功能与频率。

从更全面的角度来看，膀胱灌注治疗后除了可能出现尿频，还可能伴随其他不适症状，如膀胱内烧灼感、尿急、尿道疼痛。这些症状的出现同样与药物的刺激以及患者的个体差异有关。因此，患者在治疗过程中应保持良好的心态，积极配合医生的治疗和护理，以期达到最佳治疗效果。

健康加油站

膀胱灌注化疗是一种腔内化疗方法，通过导管将高浓度化疗药直接注入膀胱并保留一段时间。这种局部治疗能有效杀灭残留的肿瘤细胞，显著降低膀胱癌术后复发风险。作为重要的辅助治疗手段，通常在术后进行。虽然可能引起尿频、尿急等暂时性膀胱刺激症状，但这些不适在医生的指导下都能得到良好控制。该疗法具有靶向性强、全身不良反应小的优势。

（熊　鹰　郭剑明）

44. 肾癌有哪些**风险因素**

肾癌，这一泌尿系统恶性肿瘤，其发病机制虽尚未完全明确，但科学家已通过大量流行病学调查锁定了一系列与之密切相关的风险因素。了解并防范这些风险因素，对于肾癌的预防和治疗至关重要。

关键词

吸烟 肥胖 职业暴露

专家说

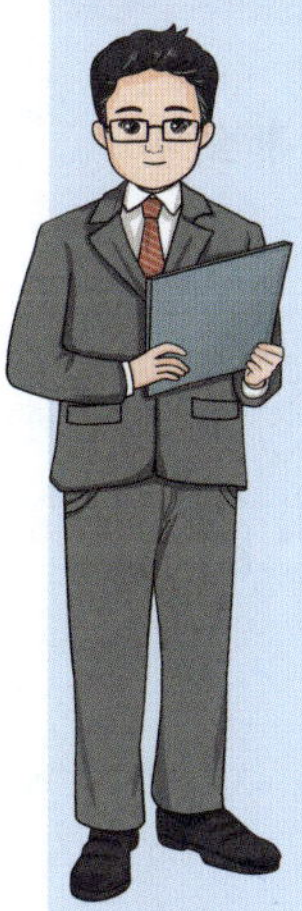

根据流行病学研究，肾癌的发病与多种因素有关，包括但不限于吸烟、肥胖、职业暴露、高血压、糖尿病以及家族遗传等。其中，吸烟是尤为突出的一个风险因素。

吸烟 是肾癌的重要风险因素。研究显示，吸烟者患肾癌的危险性比不吸烟者高30%~200%，且危险性与吸烟量呈正相关。长期吸烟不仅会增加患肾癌的风险，还会影响肾癌的治疗效果。

肥胖 是肾癌的重要风险因素，随着体重增加，患肾癌的风险也会相应提高。

职业暴露 某些职业环境，如接触镉、焦炭、石油，由于长期接触有害物质，可能增加患肾癌的风险。

高血压和糖尿病 与肾癌的发病有关。高血压患者容易发生肾癌，但经过调查发现，高血压服用利尿药者患肾癌的风险增加。糖尿病患者比无糖尿病者更容易发生肾癌，肾癌患者中有 14% 同时患有糖尿病。

家族遗传 有家族病史的人群患肾癌的风险较高，这可能与遗传因素在肾癌发病中的重要作用有关。

健康加油站

即使停止吸烟，也需要相当长的时间才能降低患肾癌的风险。研究表明，停止吸烟 25 年以后，患肾癌的风险才会逐渐下降到接近正常人群的水平。尽早戒烟是降低患肾癌风险的重要措施。

（熊　鹰　郭剑明）

45. 单侧肾癌手术后会影响另一个肾吗

面对肾癌这一严峻挑战，手术往往是首选的治疗方式。然而，对于许多患者而言，一个不可回避的担忧是术后另一个肾脏是否会受到影响。

专家说

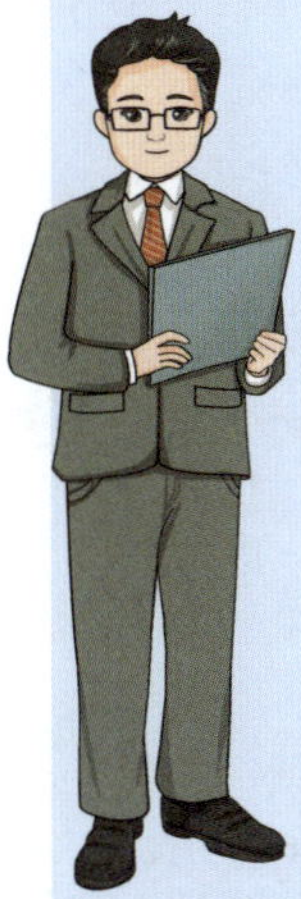

肾癌手术，尤其是根治性肾切除术，对另一个肾脏的影响需要从多个维度进行评估。

首先，从生理功能上看，人体通常拥有两个肾脏，它们共同承担着过滤血液、排出废物和调节体内水、电解质平衡等重要任务。当一侧肾脏因肾癌被切除后，剩下的肾脏会承担起更多的工作负荷。在大多数情况下，健康的肾脏能够逐渐适应这种变化，并维持正常的生理功能。其次，任何手术都可能带来一些并发症。这些并发症，如感染、出血或损伤周围器官，有可能对另一个肾脏造成间接影响。此外，还需要考虑患者本身的肾脏储备功能。如果患者在术前就存在肾功能不全或慢性肾病等问题，那么术后对另一个肾脏的影响可能更加显著。肾癌术后同样存在着对侧肾脏出现新发肾癌或者转移性肾癌的可能性。总的来说，单侧肾癌术后对另一个肾脏的影响是复杂而多变的，它取决于患者的具体情况、手术效果以及术后的护理和康复。

关键词

根治性肾切除术　转移　肾癌

健康加油站

根治性肾切除术通常针对较大且较高危的肾癌，手术时会切除整个肾脏，以达到根治目的。肾部分切除术，也称保肾手术，通常适用于较小且较低危的肾癌，手术时仅切除肾脏上的肿瘤，保留大部分肾脏及功能，患者术后恢复更快。

（熊　鹰　郭剑明）

46. **怀孕**后检查出肾癌应该怎么办

关键词

孕期肾癌　流产

肾癌虽然在孕期较为罕见，但其出现无疑对母婴双方都构成了严重威胁。面对这一突如其来的挑战，准妈妈应该如何应对呢？

专家说

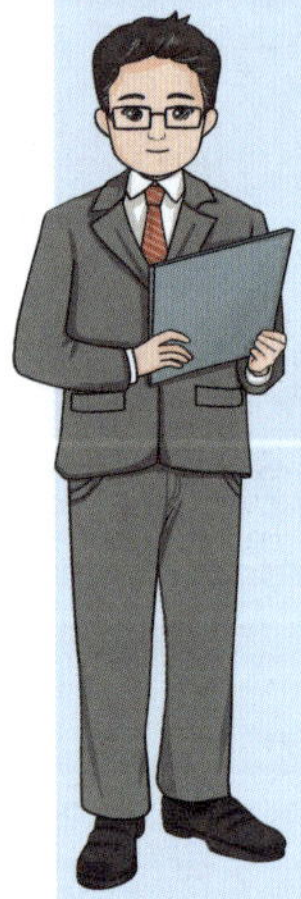

孕期肾癌的风险因素和检查手段　据统计，每100万次妊娠中有1~3例孕期肾癌。虽然相对罕见，但一旦发生，对母婴的影响不容忽视。孕期肾癌的风险因素多样，包括肥胖、吸烟、长期用药史等，而孕期的生理变化可能加剧这些风险。孕期肾癌的自然病程因人而异，但未经治疗可能危及患者生命。在孕期，超声因其无创性成为首选检查手段，而磁共振则能提供更详尽的肿瘤信息。因为CT辐射较大，所以在孕期应尽量避免。

孕期肾癌的治疗选择　孕期肾癌的治疗绝非“一刀切”，而是需要根据患者的具体情况综合考虑肿瘤的性质、大小、位置以及孕期阶段，据此制订最为合适的治疗方案。比如对于那些体积较小、恶性程度较低的肿瘤，主动监测或许是一个明智的选择，可以定期进行超声检查，密切关注肿瘤的变化，待分娩后再进行进一步治疗。当肿瘤较大、恶性程度较高或增长较迅速时，手术则成为首选。尽管孕期手术存在子宫损伤、流产等风险，但随着医疗技术的进步与多学科诊疗团队的紧密合作，这些风险已大幅降低。

（熊　鹰　郭剑明）

关键词

放疗　化疗　免疫治疗　靶向治疗

47. 肾癌患者需要进行**放疗**或者**化疗**吗

在肾癌的治疗过程中，患者和家属常对治疗方式充满疑惑，尤其是关于放疗和化疗的应用。肾癌，这一复杂的恶性肿瘤，其治疗手段多样，术后需要进行放疗和化疗吗？

专家说

肾癌的放疗和化疗　应根据患者的具体病情、肿瘤分期以及身体状况来综合考量肾癌的治疗方式。放疗和化疗作为癌症治疗的两大传统手段，在肾癌的治疗中却并非主角。

放疗：利用高能射线杀灭或抑制肿瘤细胞。然而，在肾癌的治疗中放疗通常不是首选。这是因为肾癌对

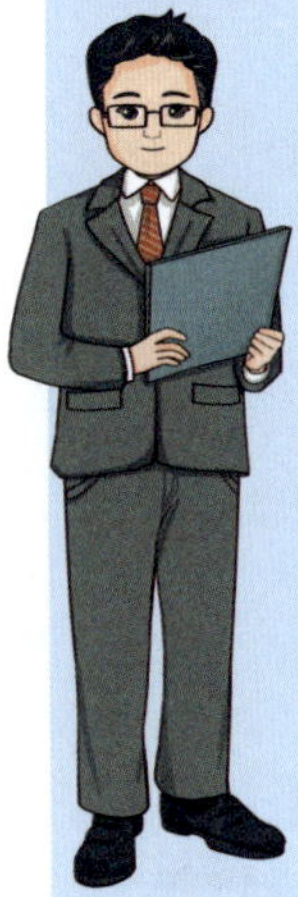

放疗的敏感性相对较低，且肾脏本身对射线的耐受性有限，因此放疗在肾癌治疗中的应用较为有限。

化疗：通过药物杀灭或抑制肿瘤细胞。尽管化疗在许多癌症治疗中发挥着重要作用，但在肾癌的治疗中，其地位也相对边缘。这是因为肾癌的化疗效果往往不够显著，且可能带来较大的不良反应。当然，在某些特定情况下，如罕见类型的肾癌、晚期肾癌或对传统治疗不敏感的肾癌，化疗仍可能作为一种尝试性治疗手段。

肾癌的其他治疗方式 手术通常是肾癌治疗的首选方式，尤其是对于早期和中期肾癌。通过手术切除肿瘤或整个肾脏，可以直接去除病灶，提高患者的生存率，并且通常不需要术后辅助治疗。现在也有研究显示，针对高危肾癌患者，术后辅助免疫治疗或有一定生存获益。对于转移性肾癌患者，靶向治疗和免疫治疗等新型治疗方式在肾癌治疗中展现出越来越大的潜力。

因此，对于肾癌患者来说，放疗和化疗通常不是必要的治疗手段。

健康加油站

近年来，肾癌治疗迎来了重大突破，“靶免联合治疗”成为重要武器。这种疗法巧妙结合了靶向治疗和免疫治疗的优势：靶向药精准切断肿瘤的“营养供给”，免疫治疗则激活人体自身的“防御系统”。两者协同作战，既能抑制肿瘤生长，又能增强免疫力，为肾癌患者带来了更好的治疗效果和生存希望。

（熊　鹰　郭剑明）

关键词

忌口　均衡饮食　术后护理

48. 肾癌术后需要**忌口**吗

在肾癌的康复之路上，饮食管理无疑是重要环节。然而，我们必须明确，肾癌的进展并不直接受到日常饮食的影响。肾癌的生长主要依赖于其内在的恶性特征和生长规律，而非餐桌上的食物。因此，试图通过特定的饮食来“治愈”肾癌，往往是不现实的。

专家说

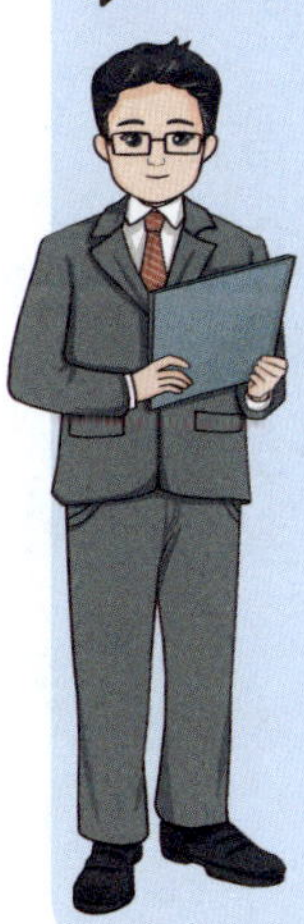

肾癌患者的健康饮食　对于早期肾癌患者，尤其是那些已经通过手术成功治愈的患者来说，日常饮食无须过分紧张或刻意改变。没有绝对的“忌口”清单，也没有必要大量补充某种特定营养素。关键在于维持全面、均衡且健康的饮食结构，包括摄入足够的蛋白质、维生素、矿物质等营养素，为身体的恢复和免疫力的提升提供坚实的支撑。

然而，在追求均衡饮食的同时，也不能忽视一些常规的健康饮食习惯。比如，尽量避免食用烟熏、烧烤、腌制食物以及霉烂、变质食物。这些食物中可能含有有害物质，如亚硝酸盐、苯并芘，长期摄入不利于身体健康。虽然这些建议并非专门针对肾癌患者，但保持健康的饮食习惯无疑有助于整体健康，也能为肾癌患者的康复创造更好的身体环境。

肾功能下降患者的饮食注意事项　对于部分术后患者来说，由于可能面临肾功能下降的风险，饮食上确实需要更加谨慎。这时，应减少摄入富含植物蛋白的食物，如豆浆、豆腐等豆制品，以及坚果和面筋等，以减轻肾脏负担。同时，应适量增加动物性优质蛋白的摄入，如鸡胸肉、鱼肉，为身体提供必要的氨基酸支持。

肾癌患者的饮食管理应兼顾科学与健康。在保持均衡饮食的基础上，注意避免不健康的食物摄入，根据个体情况适当调整饮食结构，这才是肾癌患者饮食的正确之道。这样的饮食策略不仅有助于肾癌的康复，也能为整体健康打下坚实基础。

健康加油站

均衡饮食是指多样化、科学搭配的饮食，旨在确保人体能够均衡摄入各种人体必需的营养素。它要求食物种类多样化，控制食物摄入量，合理安排三餐，注重营养搭配，并养成良好的饮食习惯。均衡饮食是维护身体健康的基石。

（熊　鹰　郭剑明）

七

脑、脊髓肿瘤

49. 成年女性常见的**脑、脊髓肿瘤**有哪些

关键词

脑胶质瘤　脑膜瘤　听神经瘤　垂体瘤　脊髓肿瘤

脑、脊髓肿瘤是中枢神经系统的常见疾病，成年女性由于生理和激素水平的特殊性，患脑、脊髓肿瘤的情况较为复杂。了解常见的脑、脊髓肿瘤类型，有助于早期发现和治疗。

专家说

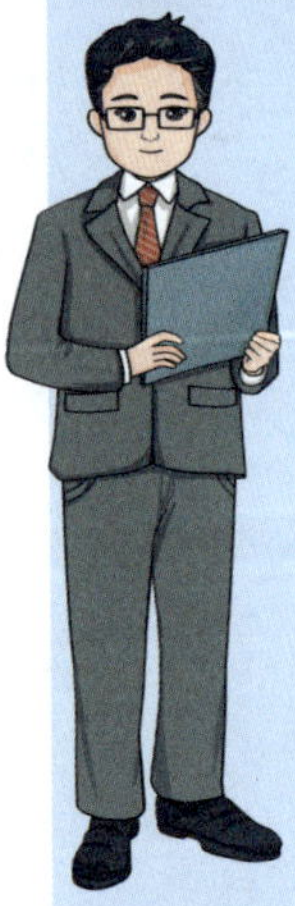

脑、脊髓肿瘤在成年女性中的发病情况呈现出一定特点，与男性相比，女性在某些类型的脑、脊髓肿瘤上具有更高的发病率。这可能与女性的激素水平、生理结构以及遗传因素等多方面因素有关。深入研究这些特点，对于提高女性脑、脊髓肿瘤的早期诊断率、优化治疗方案以及改善预后具有重要意义。

脑胶质瘤　女性发病率略低于男性，但某些研究显示女性激素可能影响其发生。症状包括头痛、恶心、视力模糊、语言障碍等，诊断主要依靠 CT 和 MRI，治疗以手术为主，辅以放疗和化疗。

脑膜瘤　女性发病率是男性的两倍左右，可能与激素水平有关。症状有头痛、癫痫、肢体麻木等，通过 CT 和 MRI 诊断，手术切除是主要治疗方法，部分患者术后应接受放疗。

听神经瘤 属于良性肿瘤，男女发病率相近，但女性更年期前后激素变化可能加速肿瘤生长。早期症状为单侧耳鸣、听力下降，中期可能出现面瘫，晚期表现为步态不稳等，诊断依靠听力检测和 MRI，手术是主要治疗手段。

垂体瘤 女性发病率更高，尤其是催乳素瘤，影响激素分泌，导致月经不调、泌乳等症状。通过 MRI 和血液激素检测诊断，治疗以手术为主，部分情况可用药物控制。

脊髓肿瘤 女性更易患脊膜瘤，可能与激素水平相关，影响脊髓功能，导致背痛、肢体麻木等。依靠脊髓 MRI 诊断，手术切除是主要治疗方法，术后可能有后遗症。

健康加油站

女性在日常生活中应注意神经系统的相关症状，一旦出现持续头痛、视力下降、肢体麻木等症状应及时就医。平时应该保持健康的生活方式，定期体检，有助于早期发现脑、脊髓肿瘤。对于有家族病史、长期暴露于有害物质等高危人群，应提高警惕，定期进行专业检查。

（汤海亮　钟　平）

50. 成年女性脑、脊髓肿瘤可能的**病因**是什么

关键词

环境因素　激素水平

脑、脊髓肿瘤的病因复杂，涉及遗传、环境、激素水平和免疫系统等多方面因素。了解这些病因有助于预防和治疗脑、脊髓肿瘤。

专家说

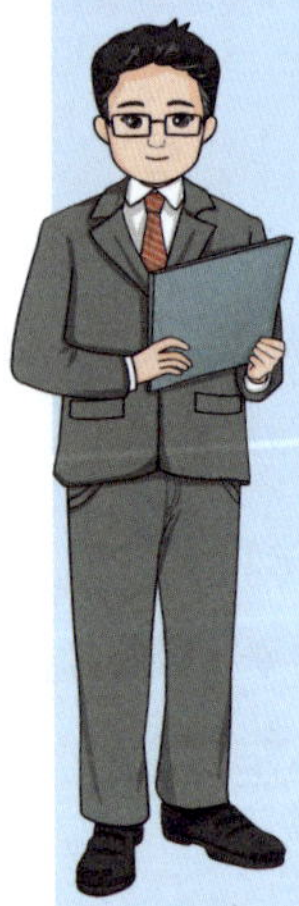

脑、脊髓肿瘤的发病是一个多因素、多阶段的复杂过程，受到遗传背景、环境因素、激素水平以及免疫状态等多方面因素的影响。对于女性，这些因素可能通过不同的机制相互作用，增加了脑、脊髓肿瘤的发病风险。深入研究这些病因，有助于揭示肿瘤的发生机制，为预防和治疗提供科学依据。同时，对于女性特殊生理时期的关注，如孕期、更年期，也有助于及时发现和干预潜在的肿瘤风险因素，保障女性健康。

脑胶质瘤　可能与遗传因素、长期接触有害物质、不良生活习惯、病毒感染等有关。

脑膜瘤　女性激素水平变化可能影响其生长，脑部外伤、放疗等也是可能的病因。

听神经瘤　神经纤维瘤病、长期接触噪声或有害物质、激素水平变化等是其可能的病因。

垂体瘤　女性激素水平波动、垂体细胞突变、内

分泌紊乱等可能导致其发生。

脊髓肿瘤 遗传因素，如Ⅱ型神经纤维瘤病、长期接触致癌物质、免疫系统异常等是其可能的病因。

健康加油站

女性在孕期或更年期等激素水平变化较大的时期，应关注神经系统的相关症状。避免接触有害物质和放射线，保持健康的生活方式，有助于降低脑、脊髓肿瘤的发病风险。特别是对于有家族病史的女性，建议定期进行专业检查，以便在发病早期就能及时发现。

（汤海亮　钟　平）

51. 成年女性脑、脊髓肿瘤有哪些**常见症状**

脑、脊髓肿瘤的症状多种多样，主要取决于肿瘤的类型和位置。早期发现这些症状有助于及时就医和治疗。

关键词 头痛 癫痫发作 耳鸣 月经不调

专家说

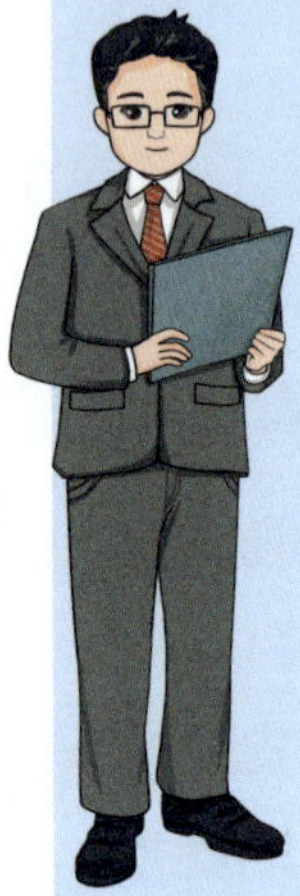

脑、脊髓肿瘤的症状具有多样性，且在女性中可能表现出一定的特殊性。由于肿瘤的类型和位置不同，患者可能出现从轻微不适到严重功能障碍的各种症状。这些症状不仅影响患者的生活质量，而且在疾病进展过程中可能逐渐加重，给患者带来巨大痛苦。因此，深入了解脑、脊髓肿瘤的常见症状，提高对这些症状的识别能力，对于实现早期诊断和及时治疗至关重要。

脑胶质瘤　常见症状包括持续性头痛、恶心、呕吐、视力模糊、语言障碍、肢体无力、性格改变等。

脑膜瘤　可能出现头痛、癫痫发作、肢体麻木、视力下降以及面部麻木等。

听神经瘤　早期有单侧耳鸣、听力下降、头晕；中期可能出现面瘫；晚期有步态不稳、吞咽困难等。

垂体瘤　主要症状有月经不调、泌乳、体重增加、脸变圆、头痛以及视力下降等。

脊髓肿瘤　常见症状包括背痛、肢体麻木、行走困难以及大小便失禁等。

（汤海亮　钟　平）

52. 如何**发现**脑、脊髓肿瘤

发现脑、脊髓肿瘤需要通过一系列检查，这些检查可以帮助医生确定肿瘤的位置、大小和性质，从而制订合适的治疗方案。

关键词

影像学检查　实验室检查　病理学检查

专家说

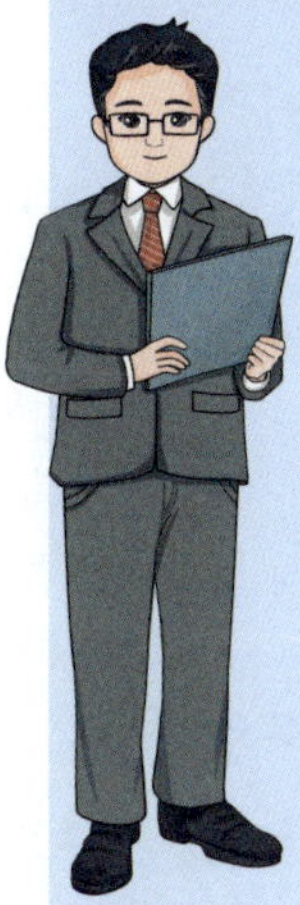

脑、脊髓肿瘤的诊断是一个系统的过程，需要综合运用多种检查手段，以确保诊断的准确性和全面性。每种检查方法都有其独特的价值和局限性，因此合理选择和组合各种检查手段至关重要。随着医学技术的不断进步，新的检查技术和设备在不断涌现，为脑、脊髓肿瘤的诊断提供了更多的选择和更高的准确性。

病史采集与体格检查　医生详细询问患者的症状及相关病史，进行全面的神经系统检查。

影像学检查　MRI 是诊断脑、脊髓肿瘤的“金标准”，CT 检查用于紧急情况或无法进行 MRI 检查时。

实验室检查　包括血液学检查和脑脊液检查，可以辅助诊断疾病。

病理学检查　通过手术或穿刺取出肿瘤组织进行检查，是确诊脑、脊髓肿瘤的“金标准”。

其他辅助检查　如神经电生理检查、血管造影、基因检测。

健康加油站

在进行检查时，应积极配合医生，详细描述症状和不适。大多数检查是安全、无痛的，如有疑问可随时向医生咨询。早期检查有助于明确诊断，及时治疗。女性在进行脑、脊髓肿瘤检查时，应选择具有丰富经验的大型医院，以确保检查的安全性和准确性。

（汤海亮　钟　平）

关键词

综合治疗　手术　抗雌激素治疗　放疗

53. 成年女性脑、脊髓肿瘤的**治疗方法**有哪些

脑、脊髓肿瘤的治疗通常包括手术治疗、放疗和化疗等多种方式，具体方法取决于肿瘤的类型、位置和大小，以及患者的身体状况。

专家说

脑、脊髓肿瘤的治疗是一个复杂而精细的过程，需要综合考虑多种因素，以制订最适合患者的治疗方案。随着医学科技的不断进步，新的治疗方法和技术不断涌现，为脑、脊髓肿瘤患者的治疗带来了更多的选择和希望。在临床实践中，医生需要根据患者的具体情况，如肿瘤类型、位置、大小、分期，以及身体

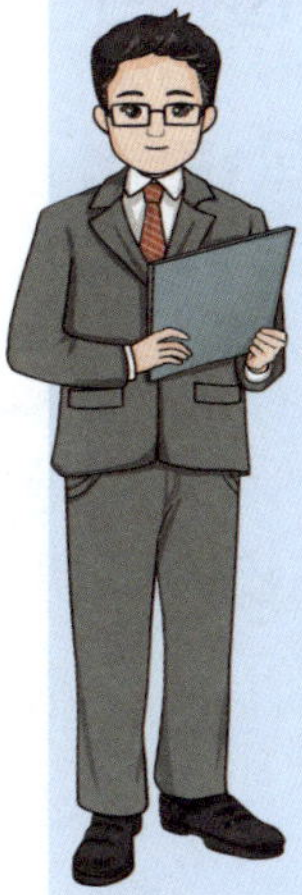

状况、年龄、生育要求等制订个性化治疗方案。同时，治疗过程中还需要密切关注患者的反应和病情变化，及时调整治疗策略，以提高治疗效果和患者的生活质量。

脑胶质瘤 需要综合治疗，手术切除后辅以放疗和化疗，还可以尝试电场治疗、免疫治疗和基因治疗等新疗法。

脑膜瘤 良性肿瘤以手术切除为主，抗雌激素治疗和放疗用于未完全切除或复发的情况。

听神经瘤 手术切除是首选，放疗适用于手术风险大或复发的情况。

垂体瘤 常用经鼻微创手术，以药物治疗控制激素水平，放疗用于未完全切除或复发的情况。

脊髓肿瘤 良性肿瘤手术切除预后好，恶性肿瘤须手术联合放疗和化疗。

健康加油站

治疗过程中可能出现一些不良反应，如恶心、疲劳，应及时告知医生，以便调整治疗方案。保持积极的心态，配合医生的治疗，有助于提高治疗效果。女性在治疗期间应注意休息，保持良好的营养和心理状态，以促进康复。

（汤海亮　钟　平）

54. 成年女性脑、脊髓肿瘤患者术后会有哪些常见**后遗症**

关键词

运动能力下降　语言障碍　视力下降　听力下降

手术后可能有一些后遗症，但大多数可以通过康复训练和护理得到改善。

专家说

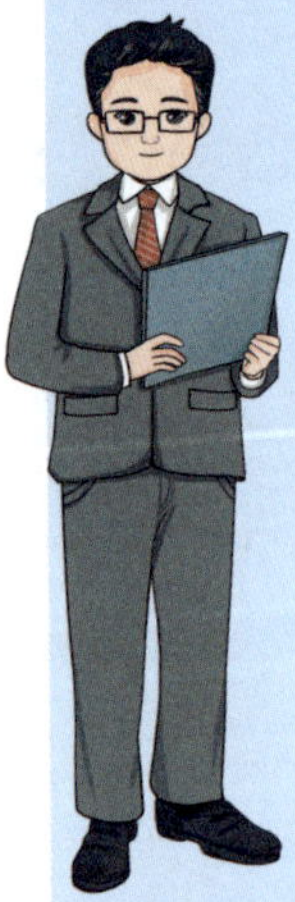

脑脊髓肿瘤手术后的康复是一个长期而复杂的过程，患者可能面临各种身体和心理上的挑战。了解常见的后遗症及其恢复方法，对于提高患者的生活质量和促进全面康复具有重要意义。康复过程不仅需要专业的医疗团队支持，也需要患者自身和家属的积极参与和配合。通过综合运用康复训练、心理支持、日常护理等多种手段，可以帮助患者最大程度地恢复身体功能，提高生活自理能力，重新融入社会。

脑胶质瘤术后　可能有运动能力下降、语言障碍、视力模糊、头晕、头痛等，应密切观察，配合药物治疗、康复训练，患者应保持积极心态。

脑膜瘤术后　可能出现肢体麻木无力、视力下降、头痛、脑脊液漏等，须注意伤口护理、康复训练和心理支持。

听神经瘤术后　可能出现听力下降、面瘫、头晕、平衡失调等，须密切监测，配合康复训练和心理支持。

垂体瘤术后 可能出现尿崩症、视力下降、激素水平变化等，须观察病情，配合药物调整、康复训练，患者应保持乐观心态。

脊髓肿瘤术后 可能出现肢体麻木无力、大小便失禁、伤口感染等，患者应接受康复训练、心理支持和日常护理。

健康加油站

手术后应按照医生的要求定期复查，密切观察身体变化。康复训练应在专业康复师的指导下进行。患者应保持良好的作息和饮食习惯，这样有助于身体恢复。女性在康复期间应注意个人卫生，预防感染，同时保持积极乐观的心态，增强康复信心。

（汤海亮　钟　平）

55. 哪些脑、脊髓肿瘤术后需要放疗或化疗

手术后是否需要放疗或化疗取决于肿瘤类型、手术情况和患者的身体状况。

关键词

放疗 化疗

专家说

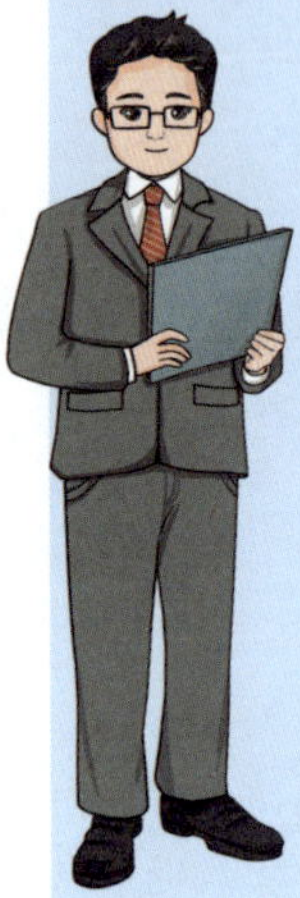

脑、脊髓肿瘤术后辅助治疗对于降低复发风险、提高治愈率具有重要意义。放疗和化疗作为常见的辅助治疗手段，其应用需要严格掌握适应证，综合考虑肿瘤的类型、恶性程度、手术切除的程度以及患者的身体状况等因素。在临床决策过程中，医生需要权衡治疗的潜在收益与风险，与患者及家属充分沟通，制订最适宜的治疗方案。同时，随着医学研究的深入，新的治疗技术和药物不断涌现，为脑、脊髓肿瘤的术后治疗提供了更多选择。

脑胶质瘤　因肿瘤易“钻”到周围脑组织中，手术难以完整切除，故通常需要手术、放疗和化疗综合治疗。

脑膜瘤　良性且手术完整切除的一般无须放疗或化疗，恶性或未完整切除的术后需要进行放疗。

听神经瘤　手术完整切除的一般无须放疗或化疗，未完整切除或复发的可考虑放疗。

垂体瘤　功能性垂体瘤手术后若未完整切除或激素分泌仍异常，可能需要进行放疗。

脊髓肿瘤　良性且手术完整切除的通常无须化疗，放疗也很少使用；恶性且未完整切除或复发风险高的，术后需要接受放疗和化疗。

（汤海亮　钟　平）

56. 脑、脊髓肿瘤治疗后应该如何**复查**

关键词

影像学检查　腰椎穿刺检查

治疗后复查非常重要，能够及时发现肿瘤是否复发，了解身体的恢复情况。

专家说

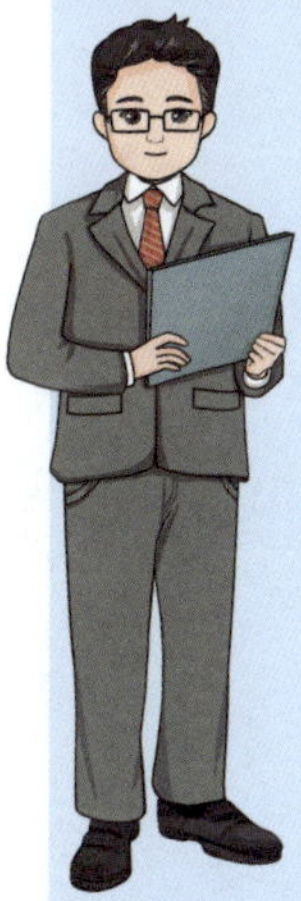

脑、脊髓肿瘤治疗后的复查是整个治疗过程中的重要组成部分，对于及时发现肿瘤复发、评估治疗效果以及促进患者康复具有不可替代的作用。通过定期复查，医生可以动态监测患者的病情变化，及时发现潜在的问题，并采取相应的干预措施。复查的内容和频率需要根据患者的具体情况来制订，既要保证能够及时发现问题，又要避免过度检查给患者带来的负担。

复查的具体方法　包括影像学检查（如 MRI、CT、PET/CT）、腰椎穿刺检查、神经功能评估等。

复查要点　如脑胶质瘤术后每 3 个月做一次增强 MRI，持续 2 年；脑膜瘤术后每 6 个月做一次 MRI，持续 2~3 年。

患者应保持积极、乐观的心态，遵医嘱定期随访，日常生活中记录症状，与医生保持联系。

健康加油站

复查时应按照医生的要求进行各项检查，不要因为感觉良好而忽视复查。如有任何不适症状，应及时告知医生。早期发现复发或转移，能够及时调整治疗方案，提高治疗效果。

（汤海亮　钟　平）

57. 脑、脊髓肿瘤治疗后复发情况多吗

不同类型的脑、脊髓肿瘤复发情况不同，复发率与肿瘤类型、手术切除情况和后续治疗有关。

专家说

脑、脊髓肿瘤治疗后的复发问题一直是临床关注的重点，复发不仅影响患者的预后和生存质量，也给患者和家属带来了巨大的心理压力。了解不同类型脑、脊髓肿瘤的复发情况，分析复发的相关因素，对于制订有效的预防和干预措施具有重要意义。通过综合运用手术、放疗、化疗以及新兴的治疗技术，可以有效

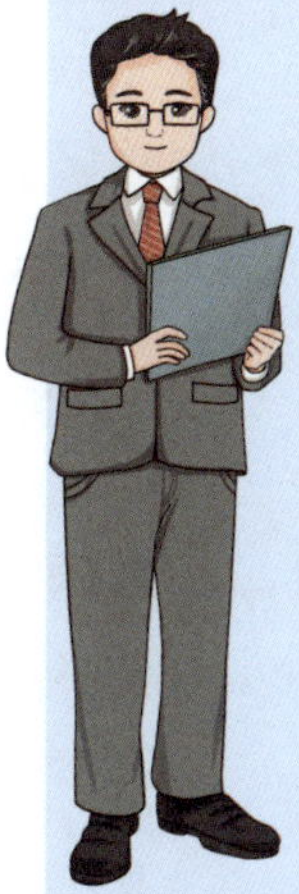

降低复发风险。同时，患者加强自我管理，提高对疾病复发的认识和警觉性，也是预防复发的重要环节。

脑胶质瘤　复发率较高，尤其是高级别胶质瘤，如多形性胶质母细胞瘤，复发率可能达到 50% 以上。

脑膜瘤　即使是完整切除的良性脑膜瘤，复发率也有 15% 左右，恶性脑膜瘤复发率更高。

听神经瘤　复发率相对较低，大约为 5%。

垂体瘤　复发情况复杂，与术后残留、是否放疗、是否重视复查等因素有关。

脊髓肿瘤　神经鞘瘤复发率较低，脊髓胶质瘤复发率较高。

健康加油站

无论复发率高低，患者都应重视术后复查，按照医生的要求定期进行检查。保持健康的生活方式，增强免疫力，有助于降低复发风险。女性在康复期间应注意情绪管理，保持积极、乐观的心态，这对于预防复发和促进整体健康都非常重要。

（汤海亮　钟　平）

58. 脑、脊髓肿瘤治疗后**复发**了应该怎么办

关键词

综合治疗 质子束放疗 免疫疗法

如果发现肿瘤复发，应及时采取行动，进行详细检查，评估病情，选择合适的治疗方法。

专家说

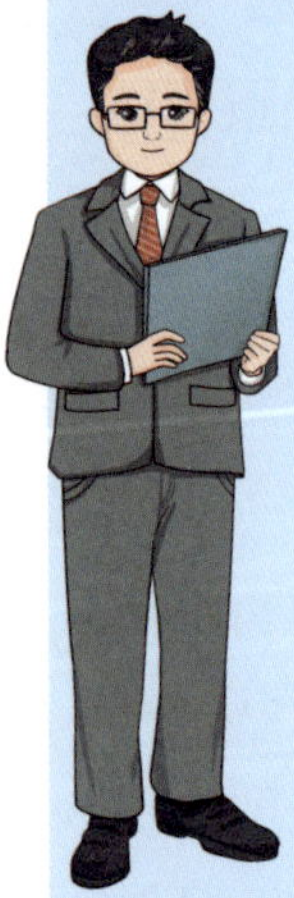

脑、脊髓肿瘤复发后的治疗是一个复杂而具有挑战性的领域，需要综合考虑多种因素，以制订最适合患者的治疗方案。随着医学科技的不断进步，新的治疗方法和技术不断涌现，为复发的脑、脊髓肿瘤患者带来了更多的希望和选择。在临床实践中，医生需要根据患者的具体情况，如肿瘤类型、复发次数、肿瘤的生物学特性、患者的身体状况等，制订个性化的治疗方案。同时，治疗过程中还需要密切关注患者的反应和病情变化，及时调整治疗策略，以提高治疗效果和患者的生活质量。此外，心理支持和康复护理在复发治疗中也起着重要作用，多学科协作可以为患者提供全方位的医疗服务，帮助患者更好地应对疾病挑战，促进康复。

复发情况 肿瘤复发与肿瘤本身的“性格”、手术切除是否完整、患者身体状况等因素有关。

复发后应该怎么办 进行症状评估和影像学检查，根据肿瘤情况选择再次手术、综合治疗等，同时注意日常护理。

复发的最新治疗方法 包括质子束放疗、免疫疗法、溶瘤病毒疗法、电场疗法、靶向治疗等。

（汤海亮 钟 平）

第四章

化疗、靶向治疗与心理、精神健康管理

化疗、靶向治疗

1. 什么是化疗

在抗癌的艰难旅途中，化疗是重要的治疗手段。那么，究竟什么是化疗呢?

关键词

根治性化疗 姑息性化疗 新辅助化疗

专家说

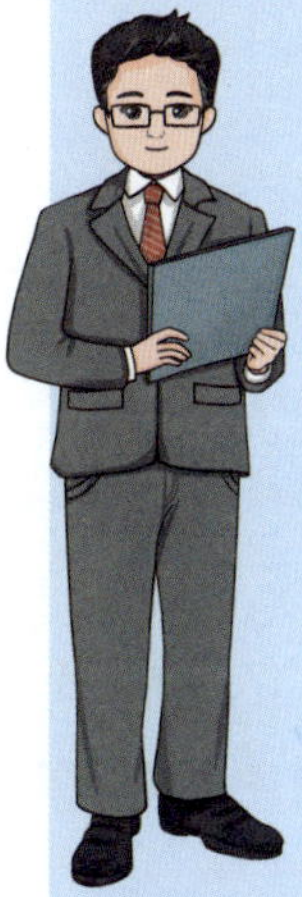

什么是化疗 化疗是利用化学药物来阻止肿瘤细胞的增殖、浸润、转移和扩散，最终杀灭肿瘤细胞的治疗方法。它是一种全身性治疗手段。

给药方式 常见的有给药方式有静脉注射、口服、局部灌注等。静脉注射是最常用的方式，药物直接进入血液循环，作用于全身；口服相对方便，患者可在家自行服用；局部灌注适用于一些特定部位的肿瘤，如胸腔、腹腔内的肿瘤。

化疗周期 通常化疗不是一次性完成的，而是按照一定的周期进行。一个周期一般包括用药期和休息期。用药期是使用化疗药的时间，休息期则是让身体有时间恢复和调整，减轻药物的不良反应。一般会进行多个周期的化疗，以达到更好的治疗效果。

化疗的类型

根治性化疗：旨在通过化疗药彻底杀灭肿瘤细胞，适用于某些对化疗敏感的肿瘤。

姑息性化疗：用于晚期癌症患者，旨在减轻症状、提高生活质量。

新辅助化疗：为了提高手术的 R0 切除率，提升疗效，对于一些局部晚期的恶性肿瘤患者开展的术前化疗。

（高　磊　张明军）

关键词

癌症类型　癌症分期　化疗

2. 是不是所有癌症患者都需要接受化疗

化疗仅是众多癌症治疗手段中的一种，其应用与否，须依据患者的肿瘤类型、身体状况及治疗目标来综合考量，并不是所有患者都需要接受化疗。

专家说

肿瘤类型　某些癌症对化疗比较敏感，如乳腺癌、非小细胞肺癌。这些癌症患者通常需要通过化疗来控制病情发展，延长生存期。有些癌症对化疗不敏感，如肾癌、甲状腺癌。对于这些癌症，化疗可能不是主要的治疗方式，患者需要遵医嘱选择其他有效的治疗方案。

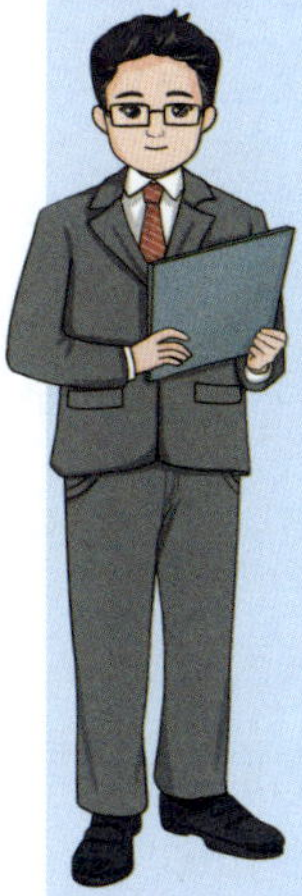

癌症分期　对于某些早期癌症，如果能够通过手术完整切除肿瘤，并且不存在高危复发的风险，那么可能不需要接受化疗。患者只要定期复查，监测病情变化即可。如果癌症已经发展到中晚期，或者存在高危复发风险，那么化疗通常是一个重要的治疗手段。

是否需要接受化疗取决于患者的肿瘤类型、肿瘤分期以及身体状况等多种因素。因此，在决定是否接受化疗时，一定要咨询专业医生，并进行全面的身体检查和评估。医生会根据患者的具体情况制订个性化的治疗方案，以确保治疗效果和患者的安全。

（高　磊　张明军）

3. 化疗对身体有哪些**损害**

虽然化疗在杀灭或抑制肿瘤细胞生长方面发挥着关键作用，但其同时也可能给患者的身体带来一系列不良反应和损害。

专家说

化疗对身体的损害　化疗是通过使用化学药物来杀灭或抑制肿瘤细胞，同时可能对正常细胞造成损害，从而引发一系列不良反应。具体来说，化疗对身体的

关键词

化疗 不良反应

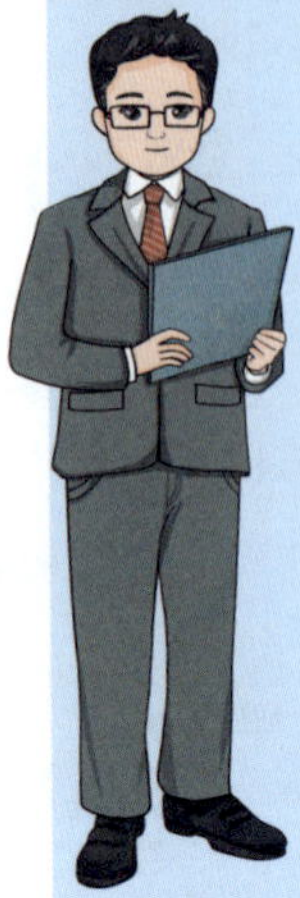

损害主要包括以下五个方面。

消化系统：化疗药可能刺激胃肠道黏膜，导致恶心、呕吐、食欲不佳、腹泻、口腔溃疡等症状。部分患者还可能出现胃肠道出血或溃疡。

血液系统：化疗药会抑制骨髓的造血功能，导致白细胞、红细胞和血小板减少，从而引起相关症状，如发热、咳嗽、乏力、头晕、面色苍白、皮下出血。

皮肤和毛发：化疗药可能导致皮肤干燥、瘙痒、色素沉着等问题，还可能引起脱发。部分患者在化疗期间会出现全身性脱发，但通常在化疗结束后会逐渐恢复。

肝、肾功能：某些化疗药可能对肝脏或肾脏造成损害，影响其功能。

过敏反应：少数患者可能对某些化疗药产生过敏反应，如紫杉醇类药物就可能引发过敏反应。

化疗期间的注意事项 为了减轻化疗的不良反应，提高治疗效果，患者在化疗期间需要注意以下三点。

饮食调整：建议选择新鲜蔬菜、水果、全谷物和瘦肉。同时，应多食用易消化、少油腻的食物，避免辛辣、生冷及刺激性食物。采取少量多餐的进食方式，以减轻胃肠道负担。

预防感染：保持良好的个人卫生习惯，勤洗手，避免接触感染源。少去人群密集或通风不良的场所，以降低感染风险。定期测量体温，及时发现并处理可能的感染症状。

定期监测：遵医嘱定期进行血常规，肝、肾功能等检查，监测化疗对身体的影响。详细记录化疗期间的症状变化，包括疼痛、发热、出血等，以便医生及时调整治疗方案。

患者在化疗期间应密切监测身体状况，及时向医生报告不适症状，并在医生的指导下采取相应的对症治疗措施。同时，注意保持良好的生活习惯和心态，以减轻化疗的不良反应，提高治疗效果和生活质量。

（高　磊　张明军）

4. 什么是**靶向治疗**

靶向治疗是通过识别并攻击肿瘤细胞中的特定分子靶标，实现对肿瘤细胞的精确打击，同时最大程度地保护正常细胞。随着研究的深入，靶向治疗正在为越来越多的癌症患者带来新的治疗选择和希望。靶向治疗不仅为晚期恶性肿瘤患者提供了新的治疗希望，也让那些对传统治疗反应不佳的患者看到了曙光。

关键词

分子靶标　精准定位　基因检测

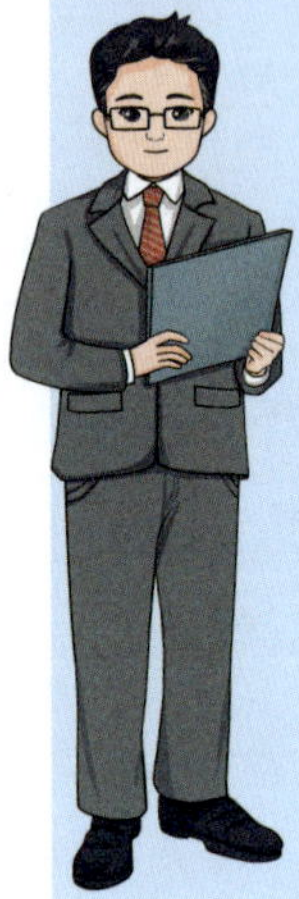

专家说

不是所有患者都可以接受靶向治疗，患者需要进行基因检测，有明确突变靶点的患者才可以接受靶向治疗。

靶向药有很多种，它们的作用机制各不相同。比如，有的药物可以穿透肿瘤细胞的细胞膜，在细胞内部与特定的靶标结合，抑制肿瘤细胞的生长和繁殖；有的药物则在肿瘤细胞表面发挥作用，通过阻断信号、标记肿瘤细胞，供免疫系统攻击或直接杀灭肿瘤细胞。

总体来说，靶向治疗是一种更加精准、有效的癌症治疗方式，能够帮助患者更好地对抗癌症，提高生活质量。但每个人的情况不同，所以具体是否适合靶向治疗，还需要根据患者的具体情况和医生的建议来决定。

（陈婵娟　张明军）

5. 靶向治疗是不是都要做**基因检测**

在癌症治疗领域，靶向治疗以其独特的精准性备受瞩目。然而，关于靶向治疗是否必须伴随基因检测的问题，却让不少患者和家属感到困惑。事实上，是否需要进行基因检测不能一概而论，而是取决于患者的具体情况和所使用的靶向药。

专家说

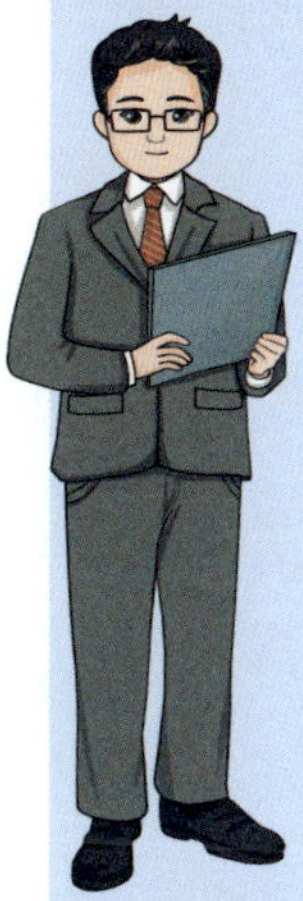

靶向治疗不一定都需要进行基因检测，一些针对泛靶点或者多靶点的药物，如抗血管生成药，是不需要进行基因检测的。

对于那些针对特定基因突变或蛋白质异常表达的靶向药，如作用于 EGFR 信号通路、Her-2 信号通路或其他特异性信号通路的药物，在进行靶向治疗前需要进行基因检测，如注射用曲妥珠单抗、西妥昔单抗注射液、吉非替尼片、盐酸厄洛替尼片。

是否需要进行基因检测取决于所使用的靶向药和患者的具体情况。建议患者在进行靶向治疗前咨询专业医生。

（陈婵娟　张明军）

关键词

靶向治疗　基因检测　靶向药物

6. 靶向治疗有哪些**不良反应**

靶向治疗在带来显著疗效的同时，也可能伴随着一系列不良反应。了解并正确处理这些不良反应，对于提高患者的生活质量和治疗效果至关重要。

关键词：皮肤反应　消化系统反应　处理建议

专家说

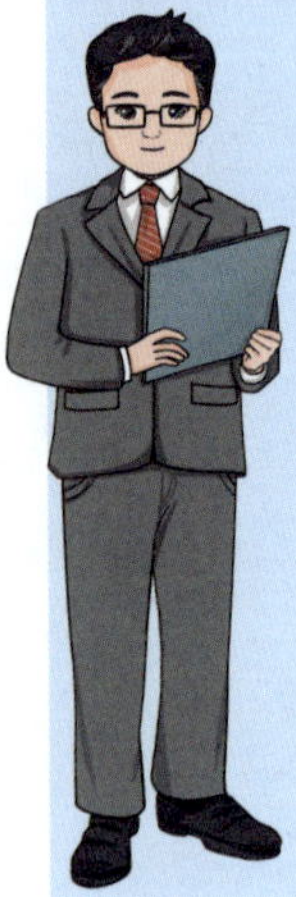

皮肤反应　靶向药可能导致颜面部或全身广泛皮疹，皮肤可能出现干燥、发痒、疼痛、红斑等症状，这是由于药物影响皮肤的角质形成和修复功能所致。其中比较常见的是手足综合征，表现为手足皮肤角质层生长变化，血液循环变差，可能出现手足皲裂、疱疹、疼痛、皮肤脱屑并变硬。

消化系统反应

胃肠道不适：靶向药可能引起恶心、呕吐、腹泻、腹痛、厌食、饮食量下降等消化系统症状，某些药物会抑制正常消化道细胞的生长和分裂，从而影响其功能。

口腔黏膜炎：靶向药可能损伤口腔黏膜上皮细胞，导致黏膜炎症和修复失衡，出现口腔黏膜红肿、溃疡等症状。

靶向治疗的不良反应相比化疗轻，并且大多数不良反应可控。患者在接受靶向治疗期间，应密切关注自己的身体变化，及时向医生报告任何不适症状。医生会根据患者的具体情况调整治疗方案，以减轻不良反应并提高治疗效果。

（陈婵娟　张明军）

7. 化疗和靶向治疗有什么不一样

关键词 化疗 靶向治疗

在癌症的治疗领域中，化疗和靶向治疗是两种重要的治疗手段，了解这两种治疗方法的差异，有助于患者和医生共同制订出最适合个体病情的治疗方案。

专家说

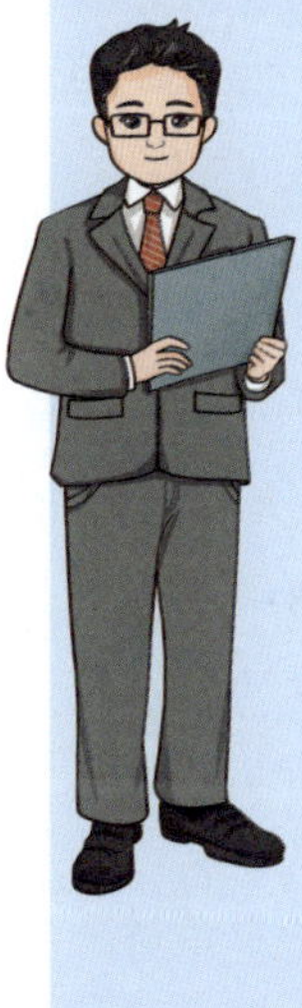

治疗原理 化疗就像是给整个机器泼上一盆“药水”，希望能破坏那些“坏零件”。但这样做的缺点是药水不仅会破坏“坏零件”，还可能误伤到一些“好零件”，导致机器的其他部分也出现问题。靶向治疗就像精确制导的导弹，定点杀灭肿瘤细胞，将对周围正常组织的损伤降到最低。

不良反应 化疗药物的不良反应通常较大，可能包括恶心、呕吐、脱发、口腔溃疡、骨髓抑制。靶向治疗的不良反应相对较轻，但仍可能引起皮疹、腹泻、恶心、手足综合征、高血压、蛋白尿等症状。相比化疗，靶向治疗的不良反应更容易被患者接受。

患者应根据自身病情、身体状况和经济条件等因素，在医生的指导下选择合适的治疗方法。

（陈婵娟　张明军）

关键词 化疗 靶向治疗

8. 化疗和靶向治疗需要持续多长时间

化疗和靶向治疗的持续时间和停止时机因个体差异而异，需要根据患者的具体情况确定。

专家说

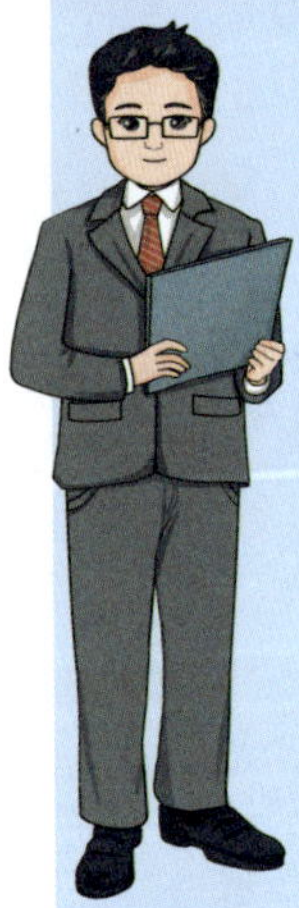

持续时间

化疗的时间：化疗通常每 3~4 周一个周期，一般 4~6 个周期结束，持续数月即可，具体取决于患者的癌症类型、分期以及化疗方案。

靶向治疗的时间：靶向治疗一般持续数年，取决于患者的肿瘤类型和治疗反应。

停止时机 化疗的停止时机通常根据指南推荐决定。靶向药物需要长期服用，直至病情稳定或康复。如果在靶向治疗过程中产生耐药性，则需要停止服用或更换新的靶向药。如果靶向药引起了严重不良反应，导致患者身体无法耐受，也需要考虑停药。

在进行化疗和靶向治疗期间，患者应密切关注身体反应，定期进行血液学检查和影像学评估，以监测病情变化。停药或更改治疗方案应在医生的指导下进行，不要自行中断治疗或更改剂量，以免影响疗效或导致不良后果。

（陈婵娟　张明军）

9. **复发**患者还可以继续接受靶向治疗或化疗吗

关键词

复发 化疗 靶向治疗

对于复发的肿瘤患者，原来使用的靶向药或化疗药是否可以继续使用，需要根据患者的具体情况、药物的敏感性和疗效、耐药性、不良反应等多种因素进行综合评估。

专家说

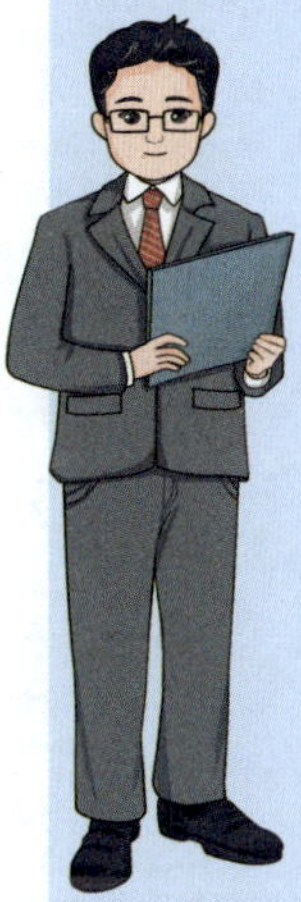

可以继续使用的情况 如果之前使用的靶向药或化疗药有显著疗效，那么这些药物在复发后是可以继续使用的。

可能不再适用的情况 如果肿瘤对之前使用的靶向药或化疗药产生了耐药性，那么这些药物在复发后可能不再适用。如果患者在之前的治疗中出现了严重的不良反应，且这些不良反应无法耐受或对患者的生活质量产生了严重影响，那么这些药物在复发后可能不再适用。

在决定是否继续使用原来的靶向药或化疗药时，医生需要对患者的身体状况、肿瘤的生物学特性、复发部位和程度等进行全面评估。医生需要与患者充分沟通，解释不同治疗方案的优缺点，以及介绍可能的风险和收益。

（陈婵娟　张明军）

二

心理、精神健康管理

10. 生病之后**情绪**会发生哪些变化

关键词

情绪变化

识别

人在得知自己生重病之后，都会有哪些情绪变化呢？

专家说

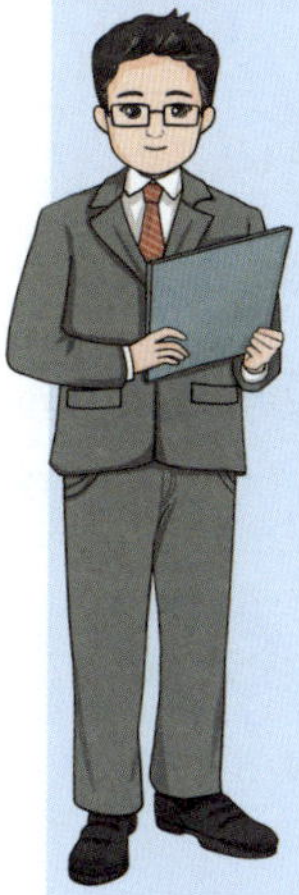

焦虑和恐惧　这是患者较常见的情绪变化。大部分患者随着治疗的顺利进展和身体舒适度的提高，焦虑会逐渐缓解。但是一部分患者的焦虑特别严重，还可以演化成难以平复的恐惧感，影响正常生活。

抑郁　长期的病痛和身体不适不但消耗身体，也会消耗精神，进而使患者产生抑郁情绪。患者往往表现为情绪低落，失去兴趣和快乐感，甚至发展为抑郁症。

愤怒和怨恨　面对突如其来的健康问题，一些人可能感到不公平——产生“凭什么生病的是我？”“凭什么 XX 不生病？”等想法，或者对自己失去健康感到莫名的愤怒、怨恨。

孤独感和无助感　由于需要长时间住院或在家休养，减少了社交活动，患者可能感到孤立无援，需要更多的陪伴和支持。当个人感受到无法掌控疾病的发展时或治疗进程遇到波折时，可能出现无助感。

悲伤与自责 有些患者可能产生悲伤、自责的心理，觉得自己拖累了他人，给别人带来了麻烦。有的患者可能错误地认为自己的生活方式导致了疾病的发生，从而产生内疚或自责心理。

接受与适应 随着时间推移，绝大部分患者会逐渐调整心态，学会接受现状，并建立了新的、和谐舒适的生活状态。

积极应对 大部分患者能够从困境中找到力量，表现出坚韧不拔的精神，积极寻求治疗方法和他人的支持，甚至成为帮助他人的正能量传递者。

健康加油站

生病之后，出现一些令人不舒适的“坏”情绪，这是正常现象。当我们发现自己有这些情绪反应的时候，不要慌张，给自己一些时间，慢慢调整，帮助自己适应新的生活方式，有意识地培养自己积极应对困境的能力。

（李元媛）

11. 如何判断自己是否存在**情绪问题**

肿瘤患者合并情绪障碍的比例其实不小。尽早识别和发现自己的情绪问题，及时就诊，会极大提高患者的生活质量。而且，心理健康也对身体健康有着促进作用。那么应该如何判断自己是否可能存在情绪问题呢？

专家说

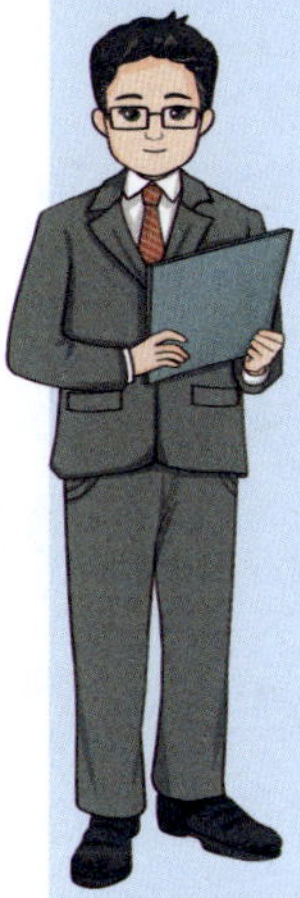

如果患者发现了以下信号，就可以去心理科做进一步诊疗。

明显的不良情绪 如果感到自己的情绪问题非常明显，难以承受，或者产生了破坏性，如情绪失控、攻击、自残，或影响正常生活、与他人关系等，就需要引起重视了。

长时间的情绪困扰 如果在每天大部分时间内感觉到抑郁，并且抑郁情绪持续 2 周以上就要引起重视了。如果大部分时间内感到焦虑，且焦虑持续 1 个月以上，也需要引起重视。

有比较明显的合并症状 如严重的消极想法、自杀意念或者行为；严重的睡眠问题，睡不着或睡不醒；出现幻觉或者妄想（如毫无根据地感到有人在议论自己、害自己、跟踪自己）。这些往往是需要去就诊的信号。

情绪问题影响正常生活 如无法维持正常的作息，无法进行正常社交，生活自理能力下降等。往往提示情绪困扰相对严重，建议立即就医。

（李元媛）

关键词

不良情绪 消极想法 自杀意念

肿瘤防治系列

12. 情绪出了问题，可以**用药**吗

关键词

情绪问题 药物治疗 注意事项

肿瘤患者出现了情绪问题可以用药吗？答案是：可以的。那么，肿瘤患者在使用药物的时候应该注意什么呢？

专家说

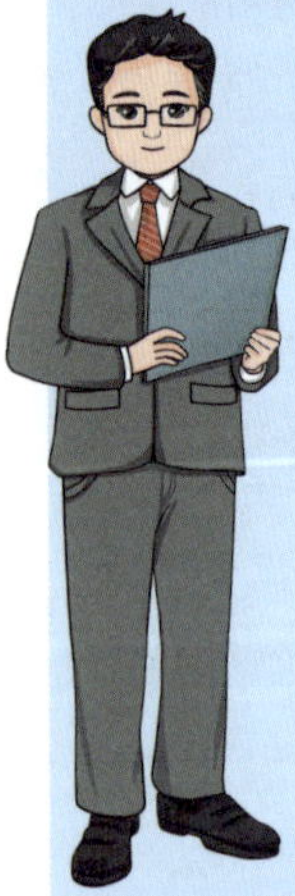

肿瘤患者在使用管理情绪的药物过程中应注意以下事项。

用药前需要进行全面评估和系统诊断 医生要对患者的身体和心理进行全面评估。患者在治疗开始之前，需要与医生积极沟通，提供目前身体情况的检查结果、用药方案和治疗反应等，并且共同决定情绪问题的治疗方案。

选择合适的药物 药物的选择应由专业的医生完成，管理情绪的药物可能与抗肿瘤药物产生相互作用，因此选药须谨慎。作为患者，需要向医生提供详细的用药情况，当自己的抗肿瘤药物方案发生改变时，也需要及时告知心理科医生。

监测药物相互作用和不良反应 在药物治疗过程中要坚持随访，定期体检（如监测肝、肾功能和血药浓度等）和进行精神检查。治疗中如有不适，应该及时与医生沟通，以便不断调整和优化药物治疗方案。

请勿自行停药或盲目用药 情绪障碍往往比较漫长，请勿在感到好转之后就立刻停药，过早停药可能导致复发。另外，管理情绪的药物骤然停药可能引起停药反应。停药需要在医生的监护下进行，逐渐减量，平稳撤药。

（李元媛）

关键词

心理治疗 支持小组 运动和放松训练

13. 患病后情绪出了问题，有哪些治疗方法

情绪问题的非药物治疗是非常重要的。那么有哪些非药物治疗方法呢?

专家说

心理治疗 可以帮助患者处理情绪反应和负性思维，改善认知及应对机制。系统的心理咨询往往需要8~20次，甚至更长。患者可以选择固定的治疗师进行治疗，并与治疗师积极沟通。当然，如果治疗体验不好，可以更换治疗师。

支持小组 患者可以组建支持小组，通过小组活动，个体可以获得情感上的支持。需要注意的是，一

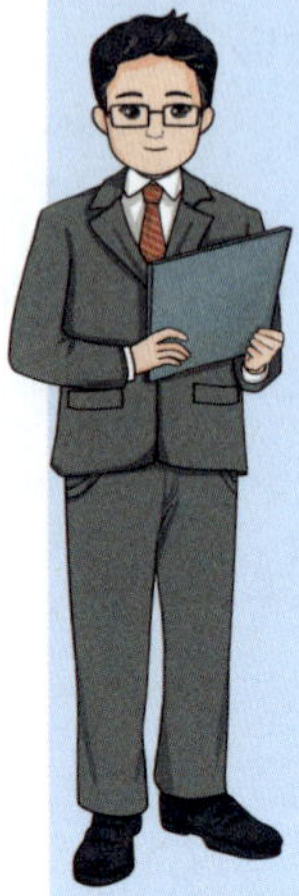

些社交群体如果传播负能量、伪科学，甚至有诈骗行为时，请及时远离，保护好自己。

家庭和社会支持 家人和朋友的支持对患者的康复非常重要。他们可以通过倾听、陪伴以及参与治疗决策等方式给予患者帮助。

运动和放松训练 可以参加一些轻量运动，如瑜伽、冥想、深呼吸练习，帮助减轻压力和焦虑，提高生活质量。此外，八段锦、太极拳也在调理身心健康方面有一定作用。运动强度需要结合自己的身体情况决定。

艺术治疗 绘画、音乐或其他形式的艺术表达可以作为一种非语言的方式帮助患者表达内心感受，促进心理健康。

营养咨询 良好的饮食习惯对维持身体健康和精神状态都有积极作用。不妨请专业的营养师根据患者的具体情况给出饮食建议。

情绪出现困扰的时候，非药物治疗是首选。如果患者需要接受心理治疗，一定要在专业机构进行。在治疗的过程中要积极与治疗师沟通，敞开心扉。

（李元媛）

14. 面对患者的**坏情绪**，家属应该怎么做

关键词

倾听　情感支持　理解

肿瘤患者非常需要家属的支持。面对肿瘤患者的坏情绪，家属扮演着至关重要的角色。那么面对患者的坏情绪，家属应该怎么做呢？

专家说

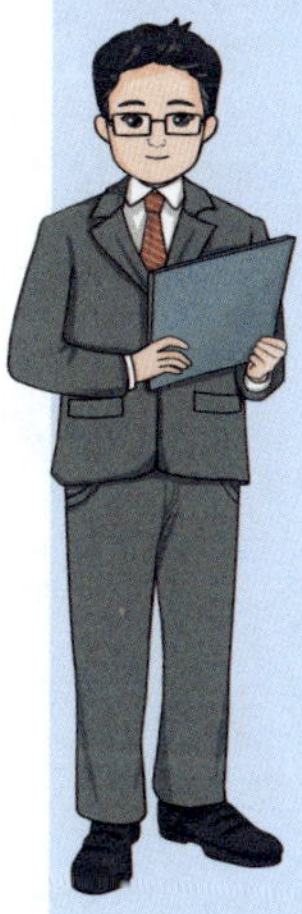

学会倾听，而非忙着解决问题　面对患者的抱怨和坏情绪，请允许患者表达感受，家属应该表现出耐心和理解，不要急于提供建议或解决方案。避免批评或否定患者的情绪。

提供情感支持　用言语和行动向患者传达爱与关怀，让他们知道你一直在他们身边。避免对患者说“你生病了我该怎么办？”不如对他们说“不要怕，我们风雨同舟”。组织一些有趣的家庭聚会，提供亲人间的温馨互动。

鼓励患者寻求专业帮助　如果观察到患者有持续的负面情绪或心理困扰，鼓励他们寻求心理咨询师或精神科医生的帮助。

协助日常事务　帮助患者处理一些日常生活中的任务，如家务、购物、预约医生，减轻患者的负

担。在能力范围内调整家庭生活节奏，使患者感到舒适和被照顾。

参与治疗决策 和患者一起了解疾病信息及治疗选项，参与到医疗决策的过程中。需要尊重患者的意愿，不可以自己的意愿来决定患者的治疗。

灵活适应变化 对于患者突然出现的愤怒或其他强烈的情绪反应，家属应该有一定预案，如语言安抚；冷处理，避免正面冲突；收纳好危险物品，进行安全防护等。

在照顾患者的同时，家属不要忘记照顾好自己。应找到适合自己的减压方式，学会察觉自己的不舒适，好好休息，遇到问题及时求助。

（李元媛）

15. 患病后**睡眠不好**应该怎么办

得知自己患病后，很多朋友会出现睡眠困扰。引起睡眠问题的原因很多，针对不同的原因有不同的对策。

专家说

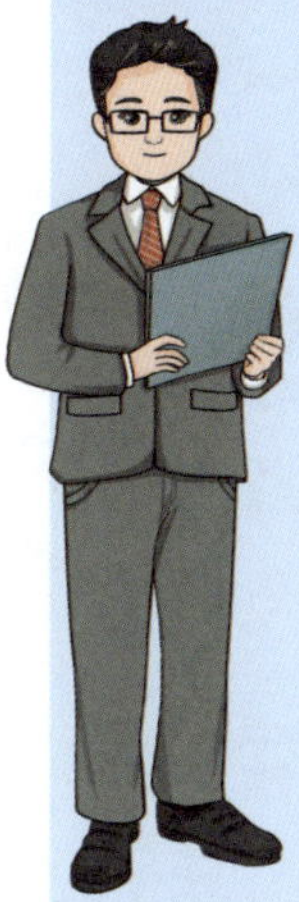

不同原因引起的睡眠问题，解决方案不完全相同。

应激带来的睡眠问题 当得知自己生病之后，身心都会进入应激状态，睡眠也会受到影响。面对这类睡眠问题，首先要放平心态；尽量保持生活的稳定性，在身体允许的情况下参加锻炼和社交；建立规律的作息，成年人最好保证 7~9 小时睡眠，不要熬夜，每天尽量在同一时间就寝和起床；避免不健康的生活方式，如吸烟、饮酒；减少负性信息的接收（如不停地上网查询疾病的可怕后果）。

情绪问题带来的睡眠问题 焦虑和抑郁情绪也会影响睡眠。这类睡眠问题的处理与应激带来的睡眠问题类似。需要注意的是，睡眠可能只是情绪障碍的一个症状，当出现比较明显的消极情绪和想法时，一定要积极主动地寻求帮助。

肿瘤带来的睡眠问题 肿瘤引发的疼痛、缺血、缺氧、营养不良、内分泌失调等，都会影响睡眠。针对这类睡眠问题，可以与医生沟通，调整治疗方案，积极处理躯体疾病以及相关的不适。

良好的睡眠有助于身心功能的恢复。如果经过积极调整，睡眠问题仍难以解除或者加重，建议到心理科或睡眠科寻求专业的帮助。

关键词

睡眠障碍　睡眠问题

（李元媛）

16. 睡眠不好能吃**镇静催眠药**吗

关键词

镇静催眠药　睡眠障碍

对于肿瘤患者来说，保证良好而充足的睡眠有利于身体康复。那么肿瘤患者睡眠不好能服用镇静催眠药吗？答案是：能。

专家说

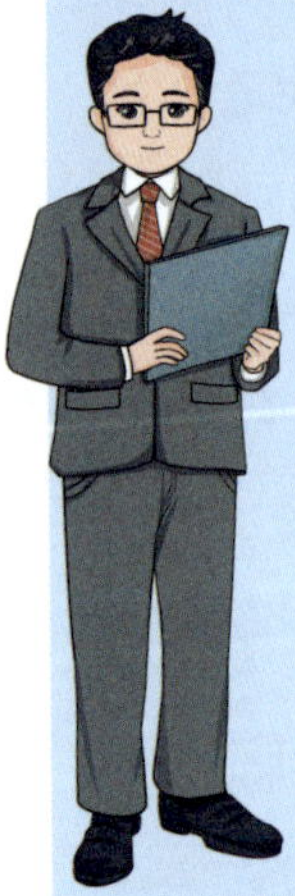

镇静催眠药可以助眠，但是要安全地使用才能让我们获得优质睡眠。使用镇静催眠药时有下列注意事项。

启动药物治疗之前，推荐先采用非药物治疗　如认知行为疗法、放松训练、改善睡眠卫生。如果这些治疗无效，或实在难以实施，才考虑药物治疗。

勿自行服用镇静催眠药，请咨询医生　镇静催眠药的种类众多，不同类型的镇静催眠药有不同的作用机制和不良反应。对于癌症患者，医生会选择那些不会干扰现有治疗或加重其他症状的药物。

服药期间请及时随访，监控和判断药物的不良反应　镇静催眠药有不良反应，如跌倒、影响注意力和记忆力、嗜睡以及一定的成瘾风险。需要在医生的监护下服药，发现不良反应及时调整用药方案，患者切勿长期、大量、盲目自行用药。

请勿陡然停用镇静催眠药　如果决定停止使用镇静催眠药，应该按照医生的指导逐渐减少剂量，而不是突然停药，以免引发戒断症状。

镇静催眠药不宜长期、大量服用　用药期间要积极处理引发睡眠问题的因素，如肿瘤本身或情绪障碍。采用综合治疗方法改善睡眠，而非单纯依靠镇静催眠药。

健康加油站

对待镇静催眠药的态度应该是科学的、理性的。服药期间与医生做好沟通、做好监护，合理使用药物，让镇静催眠药为健康助力，而不要成为健康的阻力。

（李元媛）

17. 除了吃药，还有哪些**改善睡眠**的方法

当患者出现睡眠问题时，首选的治疗方式其实是非药物治疗。那么有哪些非药物治疗方法可以改善睡眠呢？

专家说

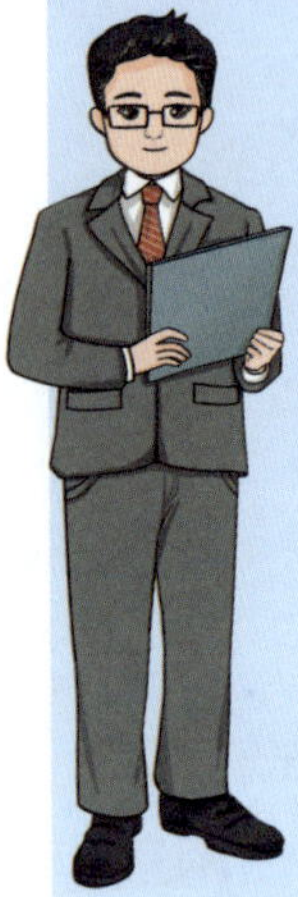

在认知和行为上改善睡眠

减少与失眠相关的焦虑：对睡眠越紧张，反而越睡不着。要把睡眠当成一件轻松的事情，如果实在睡不着，也不必太过焦虑。

刺激控制：床只用来睡觉，不要在床上进行与睡眠无关的活动。做到不睡觉不上床，上床只睡觉，以此来建立床与睡眠之间的条件反射。

睡眠限制：减少在床上的时间以提高睡眠效率，逐渐增加至理想水平。

良好的睡眠卫生

保持规律作息：每天尽量在同一时间上床和起床，即使在周末也要保持一致。不要熬夜，也不要睡懒觉。

优化睡眠环境：适宜睡眠的温度是 18~25℃，湿度为 40%~70%。环境安静，噪声分贝数 30~50dB，适当的低分贝白噪声有助于睡眠。睡觉时保持室内的暗度。舒适的床品也是优质睡眠的保障。

避免使用电子设备：睡前过度使用电子设备会造成大脑兴奋，进而影响睡眠。

建立健康的生活方式

适量运动：定期参加适度的体育锻炼，但避免

关键词

睡眠限制　非药物治疗

睡前 2 小时内运动，睡前的运动会让大脑兴奋，反而让人无法入睡。

健康饮食，营养均衡：避免兴奋类饮料的摄入，如浓茶、奶茶。晚餐不要吃得过饱。适当补充 B 族维生素、维生素 D、钙、镁和铁。

禁酒、戒烟：酒精会干扰深度睡眠阶段，反而导致夜间醒来次数增多。同样，烟草中的尼古丁也会影响大脑功能和睡眠，因此肿瘤患者尤其需要戒烟。

健康加油站

助眠的非药物治疗方法很多，养成良好的睡眠习惯、创造良好的睡眠环境是睡眠的基础。有的治疗可以通过自学和跟练的方式完成，有的治疗需要在医院里由专业的医生协助完成。如果难以选择，可以咨询心理科或睡眠科医生。

（李元媛）

人物关系介绍

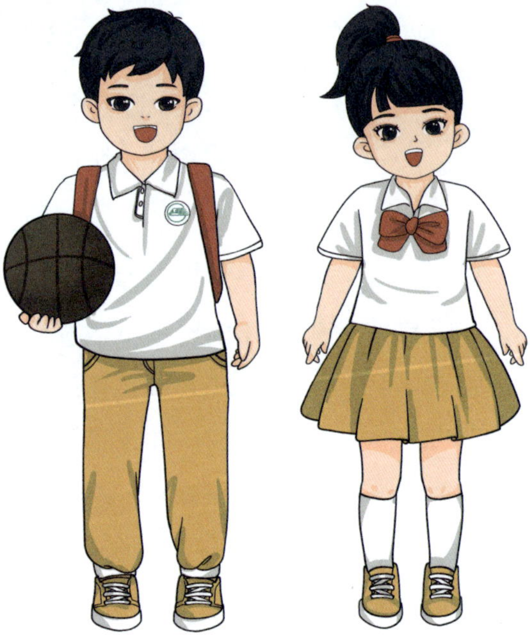

健健　　康康

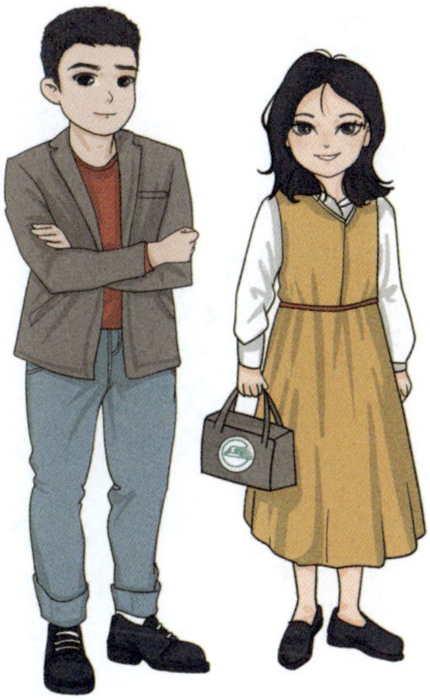

爸爸　　妈妈

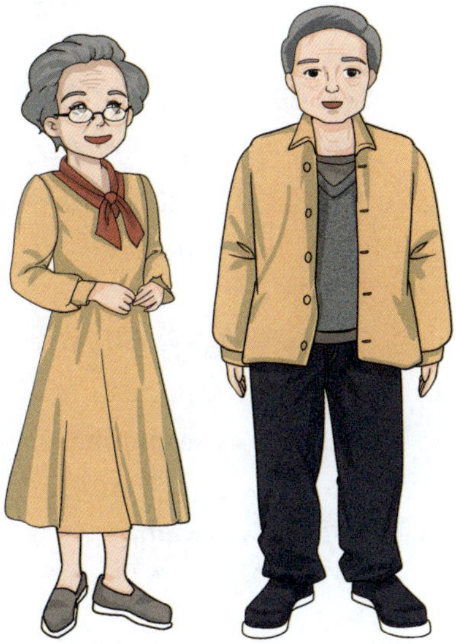

奶奶　　爷爷

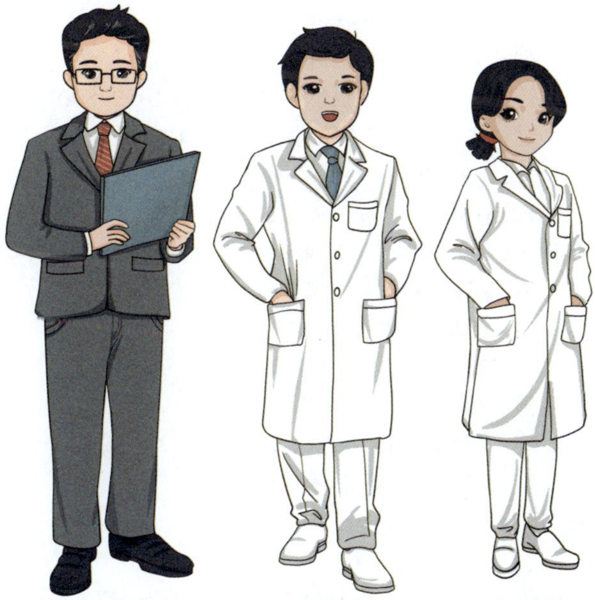

专家　　男医生　　女医生

图书在版编目（CIP）数据

成年女性肿瘤防治攻略 / 王薇，董健主编 . -- 北京 ：人民卫生出版社，2025. 10. --（相约健康百科丛书）.
ISBN 978-7-117-38496-4

Ⅰ. R73

中国国家版本馆 CIP 数据核字第 2025842JD7 号

人卫智网	www.ipmph.com	医学教育、学术、考试、健康，购书智慧智能综合服务平台
人卫官网	www.pmph.com	人卫官方资讯发布平台

相约健康百科丛书
成年女性肿瘤防治攻略
Xiangyue Jiankang Baike Congshu
Chengnian Nüxing Zhongliu Fangzhi Gonglüe

主　　编：王　薇　董　健
出版发行：人民卫生出版社（中继线 010-59780011）
地　　址：北京市朝阳区潘家园南里 19 号
邮　　编：100021
E - mail：pmph @ pmph.com
购书热线：010-59787592　010-59787584　010-65264830
印　　刷：鸿博睿特（天津）印刷科技有限公司
经　　销：新华书店
开　　本：710 × 1000　1/16　　印张：22
字　　数：285 千字
版　　次：2025 年 10 月第 1 版
印　　次：2025 年 10 月第 1 次印刷
标准书号：ISBN 978-7-117-38496-4
定　　价：75.00 元
打击盗版举报电话：010-59787491　E-mail：WQ @ pmph.com
质量问题联系电话：010-59787234　E-mail：zhiliang @ pmph.com
数字融合服务电话：4001118166　E-mail：zengzhi @ pmph.com